「うつ」になりやすい人

加藤諦三
Kato Taizo

PHP新書

はじめに

何かを忘れたい。なんだかわからないけれど生きることに耐えられない。なんだかわからないけれど何かを見たくない。

毎日がつらいから、心の底では必死に助けを求めている。でもだれも助けに来てくれない。うつ病になるような人は仕事熱心であるということはみんな知っている。しかしそれは何かを忘れるための仕事熱心である。

仕事熱心なのは「助けてー」という心の叫びである。

いつも何かに追い立てられている。そしていつも気が重い。空虚感と重苦しさとさびしさで最後にはうつ病になる。

うつ病になりやすい人の仕事熱心は受け身の仕事熱心で、積極的な仕事熱心ではない。心の救済を仕事に求めているのであって、仕事が好きなわけではない。

アメリカのハーヴァード大学でパーソナリティ論の講義に使われていた教科書を読んでい

たら「不幸な頑張り」(Lawrence. A. Pervin, Personality, John Wiley & Inc., 1970, p.246)という表現に出会った。

うつ病になりやすい人などは、まさに「不幸な頑張り」をしている人たちだろう。

ではなぜ彼らは頑張っても、頑張っても、自分の人生がうまくいかないのか?

本書ではこのことを考えた。さらに「どうしたら幸せに頑張ることができるのか?」についても考えた。

不朽の名著『自由からの逃走』を書いた社会心理学者エーリッヒ・フロムの表現のなかに「マゾヒスティックな頑張り」(Erich Fromm, Escape from Freedom, Avon, 1971, p.163)というのがある。

「マゾヒスティックな頑張り」と正常な頑張りとではどこが違うのか?

「マゾヒスティックな頑張り」をする人は、さびしい人である。心理的独立のできない人である。

こうした頑張りは、おそらく「逃げの頑張り」だろう。空虚感から逃げるための頑張り、自己への無価値感やさびしさを忘れるための頑張り。

起きてしまったことから目を背《そむ》けて頑張って仕事をしていても楽しみはない。ただ頑張っているだけでは人生の悩みは解決しない。

うつ病の研究者として名高いアーロン・ベックは、うつ病者と夢のことをいろいろと分析し、かつ説明したあと、結論部で、中程度ならびに重症のうつ病患者はうつ病でない人にくらべてマゾヒスティックな夢を見ると述べている（Aaron T. Beck, Depression, University of Pennsylvania Press, 1976, p.217）。

マゾヒスティックになって不幸な頑張りをしても、問題は何も解決しない。

うつ病になりやすい人を建物にたとえれば、どのようになるだろうか？

外から見ると立派な家がある。でも床が傾いているから住み心地が悪い。土台が壊れているから安心して住めない。

うつ病になりやすい人は、そのような建物と同じである。だからこそ逆にみんなから「すばらしい家ねえ」とつねに褒《ほ》められていないと気分が落ち着かない。

自分の家の土台が壊れているからこそ、他人の家が褒められると傷つく。自分の家の土台が壊れているからこそ、他人の家が褒められると「あなたの家はダメな家」と言われたように感じてしまう。

他人が褒められると自分が批判されたように感じてしまううつ病者のことを、アーロン・

ベックはこのように書いている（Depression, p.258）。

なぜそうなるか？

それはその人が、立派に見えて床が傾いている建物のような人だからである。

人に見せるためにつくったお弁当は、きれいだけれどもおいしくない。

自分が食べるためにつくったお弁当は、きれいでないけれどもおいしい。見た感じはおいしそうではないが、おいしい。

人生も同じこと。

うつ病の病前性格と言われる人がうつ病になる前に社会へ過剰に適応している姿は、きれいだけれどもおいしくないお弁当のようなものなのである。

だからこそ会う人すべてに「おいしそうなお弁当」と褒められたい。そして自分以外の人のお弁当が褒められると「あなたのお弁当はまずい」と言われたように感じてしまう。

他人が褒められているのを聞くと、自分が批判されているように思ってしまう。

自分以外の人が褒められることと、自分が拒絶されるということとが直結してしまう。だから自分が貶《けな》されなくても、他人が褒められると落胆する。そしていったん落ち込むとなかなか抜けられない。

他人から侮辱《ぶじょく》されていないのに、侮辱されていると感じてしまう。それは誤解である。誤解でも侮辱されたと感じたら、ふつうの人は怒る。

でも彼らはそこで怒らない。ニコニコして立派な人を演じてしまう。謙遜《けんそん》な人、理解のある人、鷹揚《おうよう》な人を演じてしまう。

こういう人は頑張っても、頑張っても幸せにはなれない。こういう人は頑張っても、頑張っても満足しない。無理に無理が重なるだけである。

アーロン・ベックはうつ病のもっともありふれた症状として「満足しない」(Depression, p.18) ということをあげている。

人間関係で努力しても人間関係から満足は得られない。みんなのために働いているのだが、同僚からも家族からも満足は得られない。

ニコニコしているが、人といっしょにいても居心地が悪い。それは床の傾いた家だからである。それは、彼らの努力の方向が間違っているからである。もちろん間違えるのには間違えるだけの理由がある。本書ではそのことも考えた。

うつ病になりやすい人は、努力の動機が間違っている。彼らの努力は人に認められるための努力であって、自己を実現するための努力ではない。

人や仕事への愛情から努力するのではなく、恐怖感から努力する。

ある夏の暑い日に道路に大きなトラックが停まっていた。トラックの上の人と路上の人とで荷造りのためにロープを投げ合っている。そうしてたくさんの大きな荷物をトラックにしっかりと縛りつけている。

見ていると仕事はつらそうだが心の満足はあるようである。表情にそれが表れている。ロープを投げ合いながら気持ちはお互いにふれあっている。

うつ病になるような人は、このような人とのかかわり方ができない。人とのかかわり方がわからない。


さらにうつ病になりやすい人は、依存心が強いから、どうしても「人に見せるための人生」になってしまう。

でも期待したほど人は褒めてくれない。だから周囲の人に対して不満になる。やがて不満は自分へと向く。元気がなくなる。

そして「私はダメな人間」と劣等感をもちはじめる。なんだかわからないけれど自分がイヤで「私は劣っている」と感じてしまう。

受け身だから人に何かをしてもらいたいのだが、人と会いたくない。人に助けてもらいたいのに、人と会うのが怖い。

人から励まされても煩《わずら》わしくてかえって落ち込む。

ふつうは励まされているときに「この人は私に、杖《つえ》を貸してくれているんだな」と思える。しかしうつ病になるような人は、その杖さえも鞭《むち》に見える。


「すごい！」と言われたいがために買ってきた巨大なおみやげ。しかしみんなは「すごい！」と言ってくれない。そこで傷つき絶望する。

「すごい！」と言ってくれないのは、その場に不釣り合いな大きなケーキをもってくるからである。このケーキにあたるのが仕事熱心。

大きなケーキをもってきたのに「すごい！」と言ってくれないので、みんなから仲間はずれにされたように感じてしまう。

みんなが自分のことを「わー、すごい！」と言ってくれないので、一人で勝手にみんなに嫌われたように感じてしまう。そして心の底で「私は役に立たない人間」と感じはじめる。

そして憂鬱《ゆううつ》な気分になる。

それでも無理をして愛想だけはよくしておく。

高価な服を一生懸命に着飾って学校に行ったのに、先生も用務員のおじさんも「わー、すごい！」と言ってくれない。とたんに、その先生や用務員のおじさんから「私は嫌われている」と思ってしまう。なぜか心の底で「自分は失敗者」と感じてしまう。

そしてもう着飾る気にもならなくなる。積極的に何かをする気がなくなる。

そのうち「私は何をしてもダメではないか、私は何事もうまくできないのではないか」と感じはじめ、生きるのが心細くなる。

日常生活でこうした不快な体験が積み重なって「私はだれからも愛されていない」と思いはじめる。

さびしいから人に会いたいのだが、一方ではだれにも会いたくない。会うのがきつくなる。

そして心の底で憎しみの人になる。それでも心や体に鞭打って無理をして一生懸命に仕事をする。仕事はつらいが、しないではいられない。

うつ病になったときには何もする気にならない。いっさいの気力を失ってしまうのは、それまであまりにも長いこと無理をして頑張りすぎたからである。

やりたくないことを無理してやりすぎたから、心理的に不安な緊張感に悩まされつづけた。寝ていてもその不安な緊張感がとれない。そこで不眠症になる。

うつ病になれば食欲までなくなってくる。そこまで衝動や意志が麻痺《まひ》してしまうのは、うつ病になりやすい人はそこまで無理して生きていたということである。そこまでほんとうの願望を抑えて頑張っていたということである。

仕事をするのも地獄だけれども、仕事をしないのはもっと地獄。周囲の人には、その人の外側に表れた仕事熱心しか見えない。

うつ病になりやすい人の心の中は周囲の人には見えない。

心は消耗し尽くしていても、外側に見えるのは仕事熱心な姿。

「私は何も反社会的なことはしていない。生まれてから困難と戦い、汗水垂《た》らして努力してきた。でも、やることなすことすべてうまくいかない。毎日が憂鬱です」という人がいる。

うつ病になりやすい人は、なぜ自分の人生はうまくいかないのか、なぜ毎日不愉快になるのかが理解できない。

本書のテーマは、仕事熱心で努力する人が「なぜ心身ともに挫折するのか？　どこに間違いがあるのか？　なぜ不愉快な気持ちに悩まされるのか？」にある。

さらに一般化すると「なぜ彼らにとって生きるのがそれほどつらいのか？」ということである。

つまり「なぜ社会的に立派な人がうつ病になるのか？」ということである。

世の中には楽しく努力をして幸せな人がたくさんいるのに、なぜ彼らは無理な努力をして不幸なのか？

世の中には外側の環境にそれほど恵まれていないのに、エネルギッシュで楽しく生きている人がいる。

うつ病者は外側の環境に恵まれているにもかかわらず、イライラして無気力で、惨《みじ》めな気持ちで生きている。

お金がなくても何かに夢中になって、毎日興奮している人がいる一方で、お金があるのにどうしようもなく退屈している人がいる。

世の中にはイヤなことをたくさん抱えてもエネルギッシュに生きている人がいる。自分を抑えて無理して頑張っても、抑うつにならないでエネルギッシュな人がいる。

こういう人たちとうつ病になりやすい人とではどこが違うのか？

それはうつ病になりやすい人は、心の支えがないのに無理をして頑張っているからである。

無理をしてもエネルギッシュな人には心の支えがある。

土台がしっかりとしている家と、土台が壊れている家とでは地震が来たときに違いが生まれるものだ。

目次

「うつ」になりやすい人

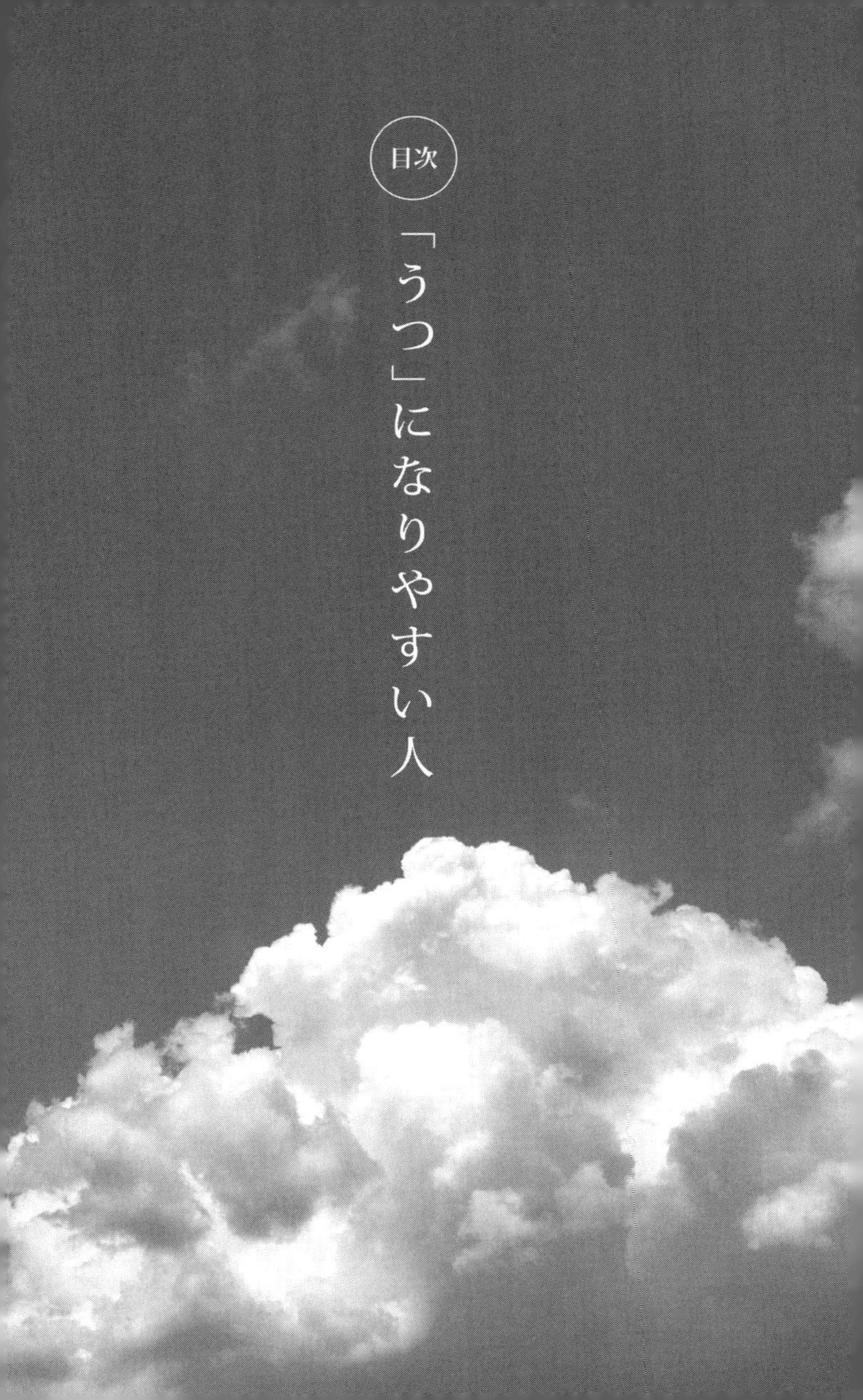

はじめに

第1章 うつ病になりやすい人の心の中

第2章 うつ病予備軍のプロフィール

1…あきらめきれない人たち

2…前向きになれない人たち

第3章 なぜ生きるのがつらくなるのか？

第4章　頑張っているのに満たされない

第5章 うつ病にならないための第一歩

おわりに

第1章
うつ病になりやすい人の心の中

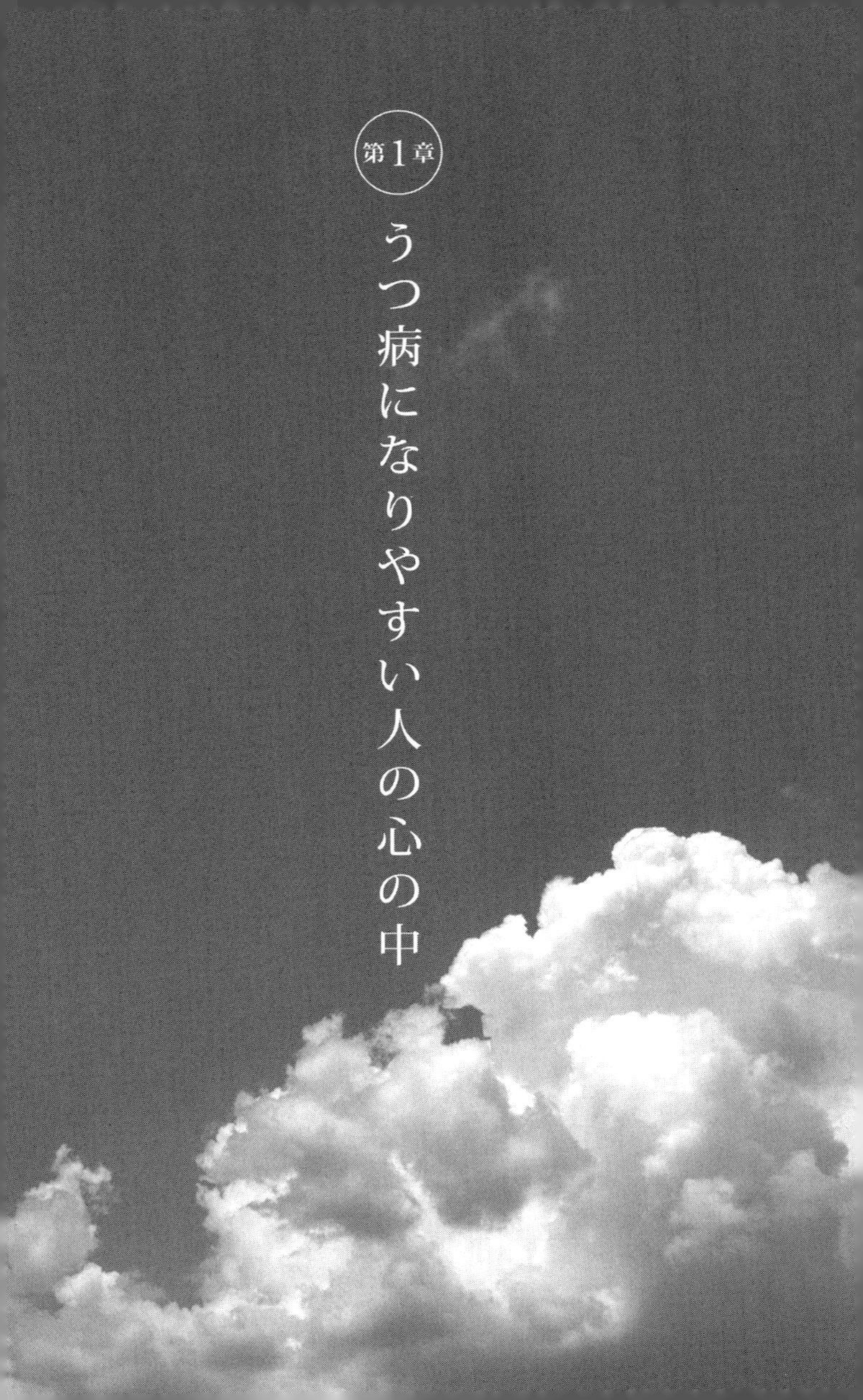

他人に認められたいがための優等生ぶり

ビジネスパーソンをはじめとして、日本のいろいろな社会階層、いろいろな集団でうつ病の増加が指摘されている。

ではどういう人たちがうつ病になりやすいのか。

一般的にはうつ病の病前性格と呼ばれるものがある。うつ病になりやすい人の性格、つまりうつ病の病前性格と言われているものにはいろいろと名前がついている。

それぞれに大きな違いがあるわけではないが、いちおう次のように分類する。

(A) クレッチマーの言う［循環気質］
(B) 下田光造の言う［執着性格］
(C) テレンバッハの言う［メランコリー親和型］
(D) ジンバルドーの言う［恥ずかしがり屋］

なかでも執着性格とメランコリー親和型がよく取り上げられる。

恥ずかしがり屋の人もうつ病になりやすいと、恥ずかしさの心理の代表的研究者であるジンバルドーは言う。

ただし、拙著『言いたいことが言えない人』『だれにでも「いい顔」をしてしまう人』（ともにＰＨＰ新書）で恥ずかしがり屋の心理についてはすでにふれているので、本書では省く。

本書では主として、執着性格とメランコリー親和型と言われる人の性格をあわせて考えてみたい。

彼らについての説明を探してみると、決まって「几帳面《きちようめん》で、完全主義で、徹底的で、義務感・責任感が強く、競争心をもって目的を達成しようとする」というような性格がどの本にも書かれている。

これを読むかぎり、ここにあげられたことはすべて社会的に望ましいのではないかと思うかもしれない。

そのとおりである。ルーズな人よりも几帳面な人のほうが社会的な活動をするうえでは望ましい。いいかげんに物事をすませる人よりも完全主義な人のほうが、どちらかといえば社会から望まれる。無責任な人よりも義務感・責任感が強い人のほうが望ましい。

問題は「なぜ、そのように社会的に望ましい行動をする人が挫折するのか？」ということである。

それは「なぜ、そのように社会的に望ましい行動をしようとするのか?」という動機に問題があるからである。

もちろん義務感・責任感が強いこと自体に問題があるわけではない。「なぜ、義務感・責任感が強いのか?」、その動機が問題なのである。

それは、他人に自分をよく印象づけようとすることである。

思いどおりにいかない不安や憎しみ

競争心をもって目的を達成しようとすることも望ましい。怠け者よりも目的をもって頑張っている人のほうが望ましい。

問題は、どのような競争心をもっているのかということである。

答えをいえば、憎しみを動機とした競争心である。憎しみの感情から、「人を見返そう、賞賛を得よう」として目的達成をめざすとなると、日常生活での人間関係に問題が出てくる。

つまり彼らの問題をひと口でいえば、不安や憎しみが動機となって、几帳面で、完全主義で、徹底的で、義務感・責任感が強いことなのである。

うつ病になりやすい人の几帳面な行動そのこと自体よりも、「なぜ、その人がそう行動するのか」という動機が、その人を追い込んでいる。

要するに、うつ病になりやすい人には心のゆとりがない。

心ばかりではなく現実の日常生活でも精いっぱい。プライベートでも職場でも、心身ともにゆとりがない。

彼らは「実際の自分」にできること以上のことを背負い込んでいる。

「理想の自分」「かくあるべき自分」でなければいけないと思うから、素直な感情表出に乏《とぼ》しい。

そして、ときに爆発する。感情表現がうまくできない。

彼らはコントロールできないことをコントロールしようとする。寝ることなどは、寝ようと思ってすぐに寝られるものではないのに、それでも寝ようと意地になる。

彼らは自律神経に支配されている自分の身体や感情をコントロールしようとする。

「理想の自分」「かくあるべき自分」にこだわって感情表現ができない。そして、満たされない幼児的願望をすねる、僻《ひが》むというかたちでしか表現できない。

基本的に小さいころから周囲の人の期待に応えようと頑張ったが、望むように認めてもらえなかったということである。望むだけの評価をしてもらえなかった。

大人になっても、なんとかして理想の自我像を実現して認められようと頑張っているのだが、思うようにいかない。

それがうつ病になりやすい人である。

心とはうらはらの仕事熱心

執着性格の人とかメランコリー親和型の人というと、メンタルヘルス関係の本には必ずといってよいほど「仕事熱心」とも書かれる。そして「疲れても休養がとれない」と続く。

まずは、その「仕事熱心」「疲れても休養がとれない」について「なぜそうなるのか?」ということを本書では考えてみたい。

「はじめに」にも書いたように、たしかに彼らは仕事熱心である。ところが実際は、何をしてもすぐに疲れてしまう。疲れているのに、無理をして頑張っている。

うつ病になりやすい人の仕事熱心ほど、行動と心がバラバラで矛盾《むじゅん》していることはめずらしい。

外見的な性格は社会的に見て望ましい。仕事熱心も義務感・責任感の強さも情緒的に成熟した証《あかし》である。

マズローの言葉を使わせてもらうならば「成長動機」からの行動に見える。しかしその心にあるのは退行願望である。彼らの心の底にあるのは無責任な幼児期にもどりたいという願望である。

義務感・責任感が強いように見えるが、じつは無責任でいたい。仕事熱心に見えるが、じつは怠けていたい。

うつ病患者の特徴的動機は退行であるとアーロン・ベックは述べているが、そのとおりである（Depression, p.27）。

うつ病になる前は、この退行願望が表面には出ない。しかし、心の底にあるのが退行願望であることは間違いない。

うつ病になりやすい人は退行願望をもちながら、表面上はまったく逆の義務感・責任感の強い仕事熱心な人を演じているのである。毎日がつらいに決まっている。

内と外とがバラバラになっていれば、長いあいだにいつかは破綻《はたん》する。

退行願望をもつ者はその場の満足を求めると、アーロン・ベックは指摘する（Depression, p.27）。

うつ病になりやすい人は何をしてもその場の成果を求める。そしてその場で褒めてもらいたいと願う。

こういう退行動機をもっている人にとっては、大人の仕事はつらい。

うつ病になりやすい人は無理が服を着て歩いているようなものである。

雪だるまではなく、無理だるまである。

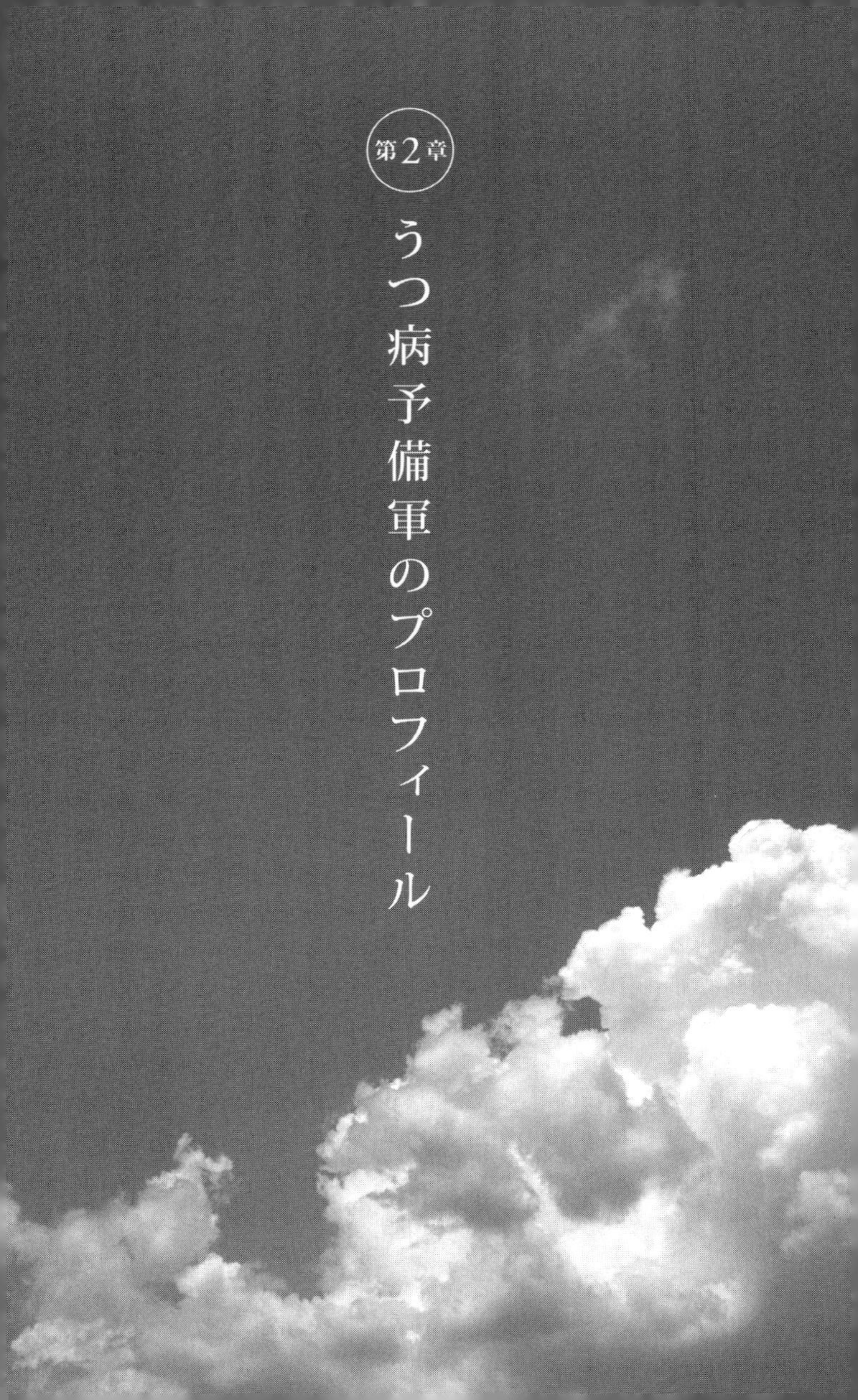

第2章 うつ病予備軍のプロフィール

1 あきらめきれない人たち

「思い出の品」を捨てられない

人はやれるだけのことをやったら現実を受け入れられる。自分を受け入れられる。

「あのときに、こうすればよかった」とか「あのときにこうしていれば、もっとこうなったのに」とかいうように、後悔するのは、やれるだけのことをやっていないときである。

「人事を尽くして天命を待つ」というが、人事を尽くしたから天命を待つ気にもなれる。人事を尽くしたからこそ天命を受け入れられる。

どのようなことであれ、人は一生懸命にやると、あとは楽に生きられる。

執着性格の人は一生懸命に努力しているように見えるが、じつはやれるだけのことをしていない。執着性格の人がやっている努力は、迎合《げいごう》の努力である。

本来その人がすることが望ましい努力をしていない。もっと具体的にいえば、自己実現の努力をしていない。

川が流れている。そこにあるものを落としてしまった。すると、落としたものが「よいもの、価値あるもの」に思えてくる。執着心のものすごく強い人は、飛び込む。

そして拾えなければ「あぁ、流してしまった」といつまでも執着する。

彼らは思い出の品をとっておく。こだわりの感情からなかなか脱《ぬ》け出せない。しかし、じつのところそれが好きではない。

『やさしい人』（PHP研究所）という本のなかで私は、執着性格者に対して「やさしい人」を愛着性格者と呼んだ。

執着性格者はあるものに執着するが、それに対する愛着があるわけではない。彼らは執着しているだけなのに愛していると錯覚しているのだ。執着と愛着は違う。

街でティッシュをもらう。集めて山積みになる。とにかくためる。捨てられない。

あるいは小銭をためる。執着する。

こういう人に対して、川に落として流されてしまったものを「自分の命の代わりだと思えばいいか」と割り切れる人がいる。

そういう人はすぐに忘れられる。落としたものに未練はない。これが愛着である。

不安から解放されたくて追い求めざるをえない

なぜ人は執着するのか？

受け身で、なんでも被害者意識に立ってものを言う人がいる。それは過去の憎しみを解消できていない人である。過去に被害を受けていて、その憎しみを晴らしていない。

「私はこんなに苦しい」と自分の苦しみを盛んに売り込む人がいる。

なぜ、そんなにつらさを訴えるのか？

それも過去の憎しみが消化できていないからである。

小さいころからありのままの自分を受け入れてもらえなかったのだろう。その憎しみが意識されないままに心の底に沈んでいる。

小さいころ、その人の「まんま」を受け入れてくれる人が周囲にいれば、それがいちばんである。だからといって、すべての人がありのままの自分を受け入れられて成長できるわけではない。

小さいころに、自分を認めてほしいという気持ちが満たされ解消されていれば、生涯どれほど悩みや苦しみから解放されるかしれない。

幼児期に自分の存在を十分認められた人と、そうでない人との生涯背負う苦しみの量はまったく違う。

愛情飢餓《きが》感の強い人は、いつまでも過去の満たされなかった願望を満たそうと過去にしがみつく。

過去に満たされなかった基本的欲求がベースにあって、個々の事件が生じてくるのだ。

ここでひとつ重要なことがある。

基本的欲求が満たされないと、不安になるということである。

ふつうは欲求が満たされないと不満になると思われる。しかし基本的欲求と言われるものが満たされないと、彼らは不満になるというよりも不安になる。

その不安を解消しようとするから、強迫的になる。つまり「そうしないではいられない」ということである。

たとえば執着性格者について言われる「疲れていても休めない」。働いていなければいられないという強迫的感性である。

ふつうに考えれば、身体を壊してまで手に入れるほど価値のあるものなどない。

しかし人は、ときに身体を壊してでも財産を求めて頑張る。身体を壊してでも名声を求めて頑張る。身体を壊してでも権力を求めて頑張る。

去っていく恋人に執着する。

そしてさまざまなストレスから身体を壊す。

もし基本的欲求が満たされないときの心理状態がたんなる欲求不満であるなら、こうしたことは起きない。人間にとってもっとも恐ろしい感情である不安が生じるからこそ、身体を犠牲にしてでも、あるものを手に入れようと執着するのである。

あるポストを手に入れようとして、ストレスで身体を壊すビジネスパーソンのなんと多いことか。手に入れたポストにしがみついて身体を壊す人のなんと多いことか。

しかし残念ながら、身体を壊してまで手に入れたものが、その人に安心と満足をもたらすかといえば、そうではない。

子どもがシールやカードを集めるのと同じ。ブームが去ったらただの紙切れ。

つまり手に入れたものは、その人の基本的欲求を満たすことはない。基本的欲求はあくまでも基本的欲求なのである。

それを満たすのは、愛されているという実感や所属感である。所属感といっても、形式的にある集団や組織に所属していることではない。そこにいる人々との心のつながりである。会社の役員になったからといって所属感を得られるわけではない。役員になれなくても職場の人と心のつながりが築ければ、安心感は得られる。

執着性格の人を理解するときに、このことは大切な基本である。

なぜいつまでも忘れられずに恨むのか?

なぜ人は執着するのか?

小さいころの心の傷をいつまでも忘れられない人がいる。

小さいころある人から無視された。そのことをいつまでも忘れられない。小さいころある人からバカにされた。そのことをいつまでも忘れられない。

いつか見返してやろうと恨みをもつ。

あることで損をした。株を買って損をした。不動産を買って値下がりした。

いつまでも「あぁ、あのとき買っていなければ」と後悔する。失ったお金に執着する。

十年前に財布を落とした。その人にとってはかなりの大金が入っていた。そのことをいつまでも忘れられない。

二十年前にある人から裏切られた。悔しくて悔しくて、その人に対する恨みを忘れられない。

「もういいかげんに忘れたらどうだ」と周囲の人は言うが、どうしても忘れられない。

そのことに執着して先に進めない。

なぜだろうか？

それは、その人の基本的な欲求が満たされていないからである。

もともとが欲求不満なのである。しかも基本的なところで、不満なのである。土台が不満なのである。その不満の核には、すでに述べたように不安がある。たんなる不満ではない。

不安という土壌のなかであることが起きた。不安という土壌の上に、ある不満の種が蒔《ま》かれた。

だから、いつまでも忘れられないのである。

無視された不満、損をした不満、不公平に扱われた不満、裏切られた不満、見下された不満……。それらの不満は個々の不安の土壌のなかの不満である。

不満だけであれば、たいていの人は時が経てば忘れてしまう。それが人間の生きるエネルギーである。

しかし執着性格の人は基本の欲求が満たされていない。彼らはその時期その時期で欲求を満たして、その時期その時期の心理的な課題を解決して成長してきたのではない。

その時々の欲求が満たされないままに社会的にも肉体的にも成長してしまった。

社会的・肉体的には成長したけれども、心理的には欲求の放棄を強《し》いられてきた。それが不安の源である。

心理的には幼児でも、社会的・肉体的には立派な大人である。

心理的にはもっとも基本的な愛情欲求が満たされていない。

幼児的願望が満たされないままに幼児期を過ぎてしまった。

そうした基本的な欲求が満たされていないから、生きる土台ができていない。まさに「はじめに」で述べた、土台が壊れている家そのものである。

ささやかな喜びよりも大きな幸せを求めてしまう不幸

執着性格の人には生きる土台をつくる「語らい」がなかった。

子どもが学校から帰ってくる。母親が机の上にお茶を置いて待っていてくれた。「お母さんが自分のためにお茶を置いてくれたんだ」。そういう気持ちになるところで、その子の居場所が家にできる。

そういうことがあるから、子どもはわが家が自分を迎えてくれるという気持ちになれる。

「何か飲む？　お茶、飲む？」

それは「ようやく帰ってきたね」という親の気持ちを表している。「学校たいへんだったよね」という親の気持ちを表現している。

家の外で頑張ってきたことを理解してくれる言葉である。親が自分を認めてくれたことを表す言葉である。

そうした言葉が家に子どもの居場所をつくる。

わが家に心の居場所をつくる。

お茶を飲むと、子どもは我に返る。

そのとき、自分の頑張りを自分で認められる。

飲むことで、生き返る、よみがえる。

箱根の峠を越えたところに、お茶屋がある。子どもは毎日、子どもなりの峠を越えて生きている。

こうしたちょっとした「語らい」のなかで子どもは心理的成長を遂げていく。

お茶のない家は、索漠《さくばく》としている。


執着性格の人は生きる土台ができていない。したがって何か日常に不満が生まれると、その不満を簡単には乗り越えることができないのである。

その些細《ささい》な不満を解消するためには、土台ができあがっていなければならない。

愛情飢餓感が強いから些細な不満がものすごい不満になってしまう。

愛情飢餓感が強い人は、ささやかな喜びを感じることができない。ささやかな喜びを幸せに結びつけることができる人は、そもそも愛情欲求が満たされている人である。

「今日もさわやかな五月の風に吹かれて気持ちがいいなー。幸せだなー」と思う。

そして「白いごはん、太陽に当たってふかふかのお布団、それさえあれば十分」という生き方ができる。

土台が安定しているから、ささやかなことで幸せを感じられる。基本に不安がないから、ささやかなことで幸せを感じられる。

このように生きている人は、「はじめに」で書いたような、人が褒められることが自分が貶されることにつながるような気持ちにはならない。

土台が不安だとものすごい喜びを求める。拍手をともなうほどの大成功を求める人は不幸な人である。土台の不安を打ち消してくれるのは桁《けた》はずれの大成功だけである。

執着性格の人は愛情飢餓感に苦しみながら、肉体的には歳をとってきてしまった。社会的にはその年齢にふさわしいポストを得て、それなりの責任を果たさなければならない。

しかし社会的年齢にふさわしい責任を果たす心の能力がない。そこで日常を生きるのがつらい。

些細なことが気になってしょうがない

愛情飢餓感があればどうしても周囲の人に敵意をもつ。周囲の人に愛情を求めながらも、それを得られないからである。

他人に対する依存性があれば、その依存性の裏にある支配性が満たされないので、周囲の人に敵意をもつ。

大人になれば、周囲の人は自分の思うようには動かないから、敵意をもつのは当然である。

もちろんそんなことは頭ではわかっている。

頭ではわかっていても感情的には敵意をもつから、周囲の人と打ち解けることができない。口唇《こうしん》性格とか肛門性格とかいうのも、ひと口でいえば欲求不満な性格ということである。テレンバッハの書いた『メランコリー』という本には口唇性格のことが論じられている。「ごく些細な事柄をも過度に重大視する苦労性」（Hubertus Tellenbach, MELANCHOLIE, Springer-Verlag, 1961／木村敏訳『メランコリー』みすず書房、一九七八年、一二五ページ）

これも、躁《そう》うつ病の精神分析を最初に行ったアーブラハムによると、幼少期の口唇欲求が満たされなかったからだという。アーブラハムによれば、ごくふつうの出来事でも度を越して困難視する「取り越し苦労」の傾向が口唇性格である（MELANCHOLIE／『メランコリー』、一二六ページ）。

同じようにケチで頑固《がんこ》な肛門性格も、肛門期の欲求が満たされていないからだと説明される。

ブランダイス大学心理学教授のマズローは「神経症は欠乏の病」（Abraham H. Maslow, Toward a Psychology of Being, John Wiley & Sons, Inc., 1962／上田吉一訳『完全なる人間』誠信書房、一九六四年、六〇ページ）と言うが、じつに見事な表現である。

執着性格の人も欲求不満だから些細なことを気にするのである。土台が不安定でなければ、些細なことは些細なこととして処理できるはずである。

ちょっとした不満にとらわれてしまうのも、その人が基本的に不安だからである。基本的に不幸な人ほど些細なことをものすごいことにしてしまう。小さな不運を顕微鏡で見て大きな不運に感じてしまう。

あるときにたまたま機嫌がよくても、そのときの機嫌のよさは砂上の楼閣である。土台がない。だから他人のちょっとしたひと言で不機嫌になる。

よく「これだけのことでそこまで怒ることはないだろう」というほど怒る人がいる。それは、その人が基本的な欲求が満たされていないからである。生きる土台のない人だから些細なことを些細なこととして処理することができない。

人からよく見られたいというあくなき名声追求の謎

執着性格の人は前向きのエネルギーより、みんなに「いい人」と思ってもらうことにエネルギーを使う。「いい人」と思ってもらうことに執着する。だからストレスも強くなる。

人から「こう見られたい」「こう思われたい」ということに執着するから疲れる。

たとえば、ある大学教授。うまく講義ができない。準備していた内容の途中までしか講義ができない。あるいは睡眠不足で講義がうまくいかない。

それが「実際の自分」なのだからしょうがない。

しかし執着性格の人は、有能な教授と見られることに執着する。

「実際の自分」は、神経が繊細で前の晩は緊張して眠れない人間である。自分はそうした脆《もろ》い性格である。

だから講義が十分にできない教授と見られてもしょうがない。それが「実際の自分」なのだから。

しかし愛情欲求が満たされていないから、どうしても周囲の人からの賞賛が欲しい。それで有能な教授と見られることに執着する。

愛情欲求が満たされていれば、「実際の自分」に見られることをそれほど恐れることはない。「実際の自分」は小さいころから受け入れられていたのだから。

愛情飢餓感があるから「理想の自分」に見られようと執着するのである。「理想の自分」を追い求めないと過去に受け入れられなかったからである。

そして前の晩には熟睡しなければならないと焦る。

すべて土台が不安定だから生まれる感情である。

「理想の自分」に執着するエネルギーは、母親を求めるエネルギーなのである。それはフロイトが言った母親固着のエネルギーであり、すさまじいエネルギーである。ポストにしがみつく政治家やビジネスパーソンの、あのすさまじいエネルギーである。神経症者の「理想の自分」実現へのエネルギーは母親固着のエネルギーである。強迫的な名声追求は母親追求なのである。

政治家やビジネスパーソンが身体を壊してまで名声を追求するのも、母親固着の表れ。わが子のほんとうの幸せを無視してでも名門中学に入れようとする母親のエネルギーもまた同じである。

「名声を追うのはやめろ」というのは、「愛情飢餓感のままで生きろ」というのに等しい。

愛情欲求の満たし方を教えないで、「愛情欲求が満たされないままで生きろ」というのは酷な言い方である。

だから人は心身ともにボロボロになっても、なかなか名声追求をやめられないのである。ノイローゼの母親は、わが子をノイローゼにしてでもエリートコースに乗せたいのである。

ことに強迫的名声追求者は愛情飢餓感が激しい。

名声依存症や権力依存症は、ほかの依存症と同じように、愛情が満たされないで傷ついた心を名声や権力で癒《いや》そうとしているのである。

しかし残念ながら、名声や権力だけでは愛情飢餓感は本質的には満たされない。

母親への固着にはすごいエネルギーがあるとフロイトが言うのは、それが満たされないときにはしっかりと心の底に残ってしまうということでもある。

それが強欲ということだろう。

それが執着ということだろう。

そしてそれが悩むということであり、煩悩《ぼんのう》ということである。

他人の成功がおもしろくない

自分よりも他人がよくなるのが腹立たしいというのも同じである。不愉快の原因は愛情飢餓感である。成功した人を妬《ねた》むのは、その人のほうにみんなの関心が向くのがおもしろくないからである。

兄弟間の妬みも同じである。

自分よりよくなった他人が、自分より愛されることが気に入らないのである。それが許せない。

近しい人の失敗が心を癒すのも同じ理由である。

人をあざ笑って心を癒すのも同じである。

愛情欲求が満たされている人は、他人のことが気にならない。人が自分よりよくなることが問題にはならない。他人の成功がおもしろくないわけではないからである。

愛情欲求が満たされている人は、他人が自分より成功して注目を集めるか集めないかは、どうでもいい。だから他人のことが気にならない。

そのような人にとっては、知人が結婚するかしないか、会社でエリートコースに乗っているかいないか、商売で成功するか失敗するか、いずれもどうでもいいことである。

いつまでもあきらめきれない理由

人はだれでも失くしたものに、ある程度は執着する。財布を失くせばだれでも落ち込む。

しかし心理的に健康な人は時間が経てば立ちなおる。失くしてしまったものは仕方がないとあきらめがつく。

執着性格の人は時間が経ってもなかなか立ちなおれない。いつまでも失くした財布に執着してしまう。

「あぁ、財布さえ失くさなければ」といつまでも不愉快な気持ちでいる。時が経っても落ち込んだままで、前向きになれない。いつまでも気分が爽快《そうかい》にならない。いつまでも失くした財布に気持ちをとらわれて時間を過ごす。

失くした財布にいつまでもこだわるように過去のこと全般に執着する。

心理的に健康な人でも、もちろん過去を悔いる。「あのとき、ああすればよかった。あれさえしていなければ」と悔やむことはある。「残念だったなー」と嘆く。すぐにはあきらめきれない。

しかし時間が経てば過去をあきらめて、前向きになる。学ぶことは学び、過去は過去として忘れる。いくら悔やんでも過去は変えられないのだと、過去の失敗を受け入れる。

心理的に健康な人はいつまでも過去にこだわっていない。いたずらに過去を変えたいと執着しない。

ところが、この変えられない過去にいつまでも執着するのが執着性格者である。

要するに執着性格の人はパーソナリティの成熟がない。つまり執着性格者になっていくのは、気質とともに育つ環境の影響が大きいと考えたほうが妥当だろう。

社会的に望ましいことと、本人にとって望ましいこととが一致しているときに、情緒的に成熟しているという。

執着性格者は社会的に適応していても心理的に成熟していない。マズローの言う疑似成長をしている。だからつねにストレスにさらされている。

いくつになっても過去のものを捨てられない。もういらなくなったものにも執着する。「捨てられたバカな私」というフレーズの歌が私の若いころにはやっていたが、それがまさに執着性格である。「みんなあなたにあげたバカな私」というのも、同じように執着性格を指し示している。

日本の演歌は執着性格のオンパレードである。ほとんどが被害者意識に立っている。そして他人を意識した言葉が多い。他人の評価が欲しい。

では、何が心理的に健康な人と執着性格の人との違いを生み出すのか。

執着性格の人はもともと心の底に満たされないものをもっている。基本的に心に葛藤《かっとう》がある。そこが心理的に健康な人と違うところである。

失ったものによってその基本的な心の葛藤が刺激されるのである。失ったものが執着性格の人の心の底にある基本的な不安と不満を刺激する。

執着性格の人はもともと基本的に心が満たされていない。もともと生きることに満足していない。それなのに社会的には過剰なほどに適応している。

執着性格の人は社会のなかでふつうに生きていることで精いっぱいなのである。満たされない欲望、表現されない願望などが心の底には渦巻いている。

執着性格の人の気持ちは、いつもドロドロしている。ひと口にいって、毎日がものすごく不愉快なのである。執着性格の人はその不愉快さを抑えて社会のなかで生きている。

ふつうを装《よそお》って生きているだけでギリギリの限界なのである。心理的にギリギリの限度いっぱいの状態で生きている。

心の奥底にある不安や不満は、変えられない過去にこだわるというかたちをとって表現されてきているのだ。


心理的に健康な人は、その年代その年代の心理的な課題を解決して生きてきている。深刻なものは心の底に残っていない。

過去を受け入れた人があるものを失っても、それをあきらめられる。あきらめれば立ちなおれる。

自分を捨てた恋人を「殺してやる」と思っても一年経つと忘れている。

しかし執着性格の人は、心の中が基本的に不満だからそうはいかない。過去に満足できたものがない。スッキリとした気持ちで生きていない。過去の本質的な欲求や願望は、ほとんど何も満たされていない。

そこにさらにもうひとつ悔しいことが加わった。それで、いままでに満たされなかったモヤモヤが刺激されて、収まりがつかなくなっている。

何かを失ったとき、執着性格の人の心の中は、不満分子に火がついて暴動が起こったようなものである。

感動した経験がない

「フロイトの観察したことは、幼児期の母親に対する愛着には巨大なエネルギーが内包されているということである。そのために男女間における男性的能力がそこなわれること、すなわち独立性は弱化し、彼の意識的目標と抑圧された近親相姦的愛着との葛藤が、さまざまな神経症的兆候となって現われる事実を観察した」(Erich Fromm, The Heart Of Man, Harper &

Row, Publishers, 1964／鈴木重吉訳『悪について』紀伊國屋書店、一九六五年、一二四ページ）

先に述べたように、執着性格者の執着のエネルギーはフロイトが発見した母親固着のエネルギーである。

執着性格の人は母親固着の願望が満たされていない。「母なるもの」をもった母親の子どもは、母親固着の願望が満たされている。そこで執着性格者にはならない。

笑顔で子どもをお風呂に入れながら「気持ちいいね」と話しかけてくる母親と、黙ってお風呂に入れている母親とでは、子どもの心の成長は違ってくる。母親に「気持ちいいね」と話しかけられるから、子どもは「気持ちいい」という感覚を身につけていく。

「おいしい」も同じである。ふだん使っている言葉の意味を五感とともに教えるのが心の教育である。

食事のときに、まるで動物に餌を与えるように食べ物を出され、そのうえ「早く食べなさい！」と怒鳴られる子どもがいる。この子に「食事をおいしく食べる」意欲をもたせることは難しい。

それに対して、カレーを食べながら「おいしい？」と母親に声をかけられる子どももいる。

そこでその子は「このカレーはおいしい」と判断するようになる。

「母なるもの」をもたない母親は、言葉のなかに含まれている五感を子どもに教えていない。食べることといっしょに「楽しい」という感覚を教えていない。子どもは本来、そうしたかけ合いを通じて生きる楽しさを身体で覚えていくはずなのに。

食べ物が熱いと、母親は「フーフーしながら食べようね。熱いからね」と教えてくれる。そういう母親の保護があって、つまり、声をかけられながらお風呂に入り、やりとりをしながら食事をすることによってはじめて、子どもは幼児的願望が満たされて、生きることに前向きになれるのだ。

そういう母親が不在で、子どもが熱い飲み物をグイッと飲んでしまったとする。そのとき、子どもは世界をどう感じるだろうか。なんとなく危険に満ちていると感じないだろうか。

おふくろの味がわからない、味オンチな人がいろいろな問題を起こすという。砂糖と犯罪とが関係しているという調査を読んだことがあるが、砂糖ばかりを摂取《せっしゅ》しているということは、母親が手抜きして子どもを育てているということである。

心の教育とは、「気持ちいいなー」という感覚を体験することである。

さわやかな緑を見て、朝の風に当たって「気持ちいいなー」と感じること。その爽快さを体感させてあげることが心の教育である。

そういう「気持ちいいなー」という体感の積み重ねによって、感動する心が育つ。感動できる人間になっていく。爽快な心地よさの体験の積み重ねで心は育つ。

その体験が執着性格の人にはない。

安全ではなく成長を心がける必要性

自分の執着をいかに使うかを考えてみよう。

執着にはマイナスの執着とプラスの執着がある。フロムは良質のナルシシズムと悪性のナルシシズムを分けているが、執着も良質のものへと変えていくことを学べばよい。

現状にこだわるマイナスの執着を、目的追求の執着に変える努力をすることである。

不幸な人は執着が強い。

執着の強さは母親固着の強さ。だから巨大なエネルギーがある。本来は母親との関係で解消されているべきものだが、解消されていない。それをプラスの方向へもっていく努力をすることである。

潔《いさぎよ》い人は体力もあるし、前向きの気力もある。

逆にしがみつく人は、弱い。でも、しがみついているものが好きなわけではない。何よりも執着性格の人は気持ちの切り替えができない。

過去の何かに執着する。しかし、その対象には怒りがある。その怒りと執着のエネルギーこそ、母親固着のエネルギーなのである。

幼稚なエネルギーではあるが、エネルギーはエネルギーである。自分のエネルギーの性質を意識することが第一である。

執着性格の人はエネルギーの使い方を間違える。フロムは自分にとって望ましい選択と言うが、それができない。

フロムの言う自分にとって望ましいこととは、マズローに言わせれば「成長を選択すること」である。

すべての人は二つのセットを心の中にもっているとマズローは言う。ひとつは恐れから安全と防衛にしがみつくこと、もうひとつは成長に向かって進むことである。

「Safety ←←←←←←←←［Person］→→→→→→→→ Growth」（Toward a Psychology of Being, p.55）

執着性格の人は、成長を選択するのを心がけることである。

恐れから安全と防衛にしがみついて生きてきた結果が執着性格である。しがみついたのは不安だったからである。

執着性格者は表面的には問題ない。社会的にもなんとか面子《メンツ》が保たれている。しかし心の中は問題だらけ。

机の脚が一本とれている。見ているぶんには問題ないが、重いものは置けない。

もしある人が「この机を使おう」と言ったらたいへん。何かを載せた時点で、ひっくりかえってしまう。

すごく立派な家がある。でも雨が降ったら雨漏りがする。そうなれば、すごく立派な家に住んでいても不安である。

そういう不安が、社会的には適応しているように見える執着性格者にはある。

執着性格の人は自分の欠点を過剰に意識している。脚が一本とれていることを知っているから。雨漏りすることを知っているから。

彼らは、その欠点が明るみになったらたいへんだと神経をつかう。その不安な緊張感から自分を消耗する。

過去の悩みを後生大事にする

執着性格というのは肛門性格的でもある。

執着性格者というのは、前にも簡単にふれた肛門性格者と同じように、何よりもケチである。損をしたくない。損をしそうになると、それだけで夜も眠れなくなる。欲張り。だからストレスも強い。

執着性格の人は実際に損害が出なくても、「もし損をしてしまったら」と思うと、それだけで心配で眠れなくなる。

また何か得られそうなものがあると、喜ぶというよりも、「もしそれを得られなかったら、どうしよう」と心配になる。

得られるだろうか、得られないだろうかと心配になり、いてもたってもいられなくなる。

そして、もらえるものはなんでももらおうとする。必要なくてももらう。家に置き場がないのにもらおうとするのが、執着性格者である。

もらったものは当然もったいなくて捨てられない。『捨てる技術』（宝島新書）という本がベストセラーになるほど、日本は執着性格者の多い国なのである。

欲しいものと欲しくないものとの区別がつかない。いいかえれば、ほんとうに欲しいものがない。望んでいるのは「たくさんもっていること」なのである。

あとで多少くわしく述べるが、彼らはほんとうに満足したことがないのだろう。ほんとうに満足したと思える体験をすれば「これはいらない」と思えるはずだ。

よく「過去と他人の気持ちは変えられない」と言われるが、それをすぐに受け入れられる人と、なかなか受け入れられない人がいる。そんなことはだれでも頭ではわかっている。ただ、気持ちがついていかない人が多いだけである。

「こぼれたミルクはもどらない」(覆水盆《ふくすい》に返らず)という格言もある。ところが、こぼれたミルクをいつまでも「あぁ、こぼれなかったら……」と悔いている人がいる。

ミルクなら「こぼれたら新しくいれればいいか」と思えばいい。そういう人は「いつでも新鮮なミルクを飲める」と割り切れる。

そしてそういう人は、古いミルクを捨てられる。

だれでも過去は変えられないと頭では知っている。でも、ミルクがこぼれてしまった過去を嘆く。

「大鋸屑《おがくず》を挽《ひ》こうとするな」と、かのカーネギーは言う。大鋸屑はノコギリで木を挽いたときに出るものである。もう挽いてしまっている。それは木ではない。すんだことはすんだことなのである。「大鋸屑を挽こうとする」愚かさはだれもが知っている。

でも、その大鋸屑を挽こうとしてしまう人がいる。「どうしてあの木が大鋸屑になってしまったのだ」と嘆く人もいる。いつまで嘆いていても、こぼれたミルクはコップにはもどらない。でも「こぼれてしまった、あぁ、こぼれてしまった」といつまでも嘆いている人がいる。これが執着性格者である。

職場などでも「そんな過去のことをいつまで言っていてもしょうがないでしょう」とだれかが言う。「大切なのはこれから何をするかだ」と言う。

私もラジオのテレフォン人生相談などで同じことをくりかえす。みんなそう思っているのである。思っているけれど、つい過去のことを延々と話してしまう。

過去の空き缶をガラガラと引きずって歩いているような人。過去の悩みを後生《ごしょう》大事にしている人である。執着性格の人本人も必死で忘れようとしているのである。でも忘れられない。

それは先に述べたように、基本的欲求が満たされていないからである。

それに対して、忘れようとしなくても忘れてしまう人もいる。基本的欲求が満たされている人である。また気質的にいうと中心気質と言われる人だろう。

執着性格者の執着はもともって生まれた気質なのか、それとも育つ過程で人間としての本質的な欲求が満たされないからこうなってしまったのか、確かなことはわからない。おそらく両方だろう。

我慢しているのに人間関係のトラブルがつきまとう

お腹がいっぱいになってリンゴを食べ残した。その食べ残したリンゴに執着する。

つまり、お腹がいっぱいになっても食事を残すことができない人がいる。

肥満な人のなかにはこのタイプがいるのではないだろうか。「食べないではいられない」のである。メタボリック・シンドロームになりやすい人かもしれない。

とはいえ執着性格の人は、たとえお腹がいっぱいでも心理的にはいつも空腹のようなものである。

おいしいリンゴを食べていて、人から「ちょうだい」と頼まれてもいないのに半分あげた。

それでいて、いつまでもリンゴをあげたことを残念に思う。「あぁ、いまあのリンゴがあったらなぁ」。この程度なら多くの人にあるだろう。

しかし、おいしくもないリンゴを半分あげておいて、その半分に執着する人たちがいる。これこそが執着性格である。

自分が大切に飲んでいたジュースがある。「ください」と言われて半分あげた。しかしその半分がいつまでも忘れられない。「もったいなかった」とあげたことを後悔している。

もらったほうはもらったほうで、半分しかもらえなかったことに不満を感じている。あげたほうは、そのことをもったいないと思っているから、自然と恩着せがましくなる。

つまり、執着性格の人はものをあげたうえに相手に不満をもたれてしまったことになる。一方は「あんなにあげたのに」と思い、他方は「これだけしかくれない」と思っている。そこで人間関係のトラブルが生じる。

執着性格の人はそうでない人にくらべて我慢することが多い。それなのに執着性格でない人にくらべてトラブルも多い。

いい人と思ってもらいたいから、ますます我慢する。執着性格はうつ病の病前性格というが、彼らの心の動きを考えれば、うつ病にならないほうがおかしいのかもしれない。

執着性格の人の我慢は恐怖からの我慢である。嫌われることへの恐怖、低く評価されることへの恐怖、拒絶されることへの恐怖などから我慢を続ける。

そして執着性格の人には自分の目的がない。

目的があれば人は前向きに努力できる。

「七十歳、八十歳でも健康でいたい」と考える。健康でいようという目的があれば、つくるのが億劫《おっくう》であっても健康的な野菜ジュースを飲もうとする。

アルコール依存症でも、目的があればお酒を飲まなくなる。

禁断症状における恐怖は、おそらく生きる目的がないままに、ナメクジのように自分が沈んでいく恐怖である。


デパートでひと目見て気に入った洋服を買いそびれてしまった。すると、いつまでもその洋服のことが頭から離れない。

しかし、その洋服よりも気に入ったものが手に入れば執着しなくなる。

人はなぜ過去に執着するのだろうか。前にも書いたように、いまに満足していないから過去に執着するのだ。

忘れるからこそ先に進める。

「あれよりも、いまのほうがよかった」と感じられれば過去を振り切ることができる。

しかし、執着性格者はそれでも最初の洋服のことが忘れられない。

要するに、執着性格の人はパーソナリティの成熟がない。だから、もって生まれた気質ではない要素もあると考えたほうが妥当なのである。

どちらかを選ぶことができない

愛されていないと、物事を判断する際に「数が多ければいい」と思ってしまう。安心してひとつのことをしていられない。

これをしてからあれをするという順番がない。幼いときに、その順番を教わっていない。

執着性格の人はものすごく欲求不満な人といえる。それだけにものすごいエネルギーをもっているということもできる。

執着性格の人はあきらめが悪い。いつまでも昔の恋人に執着していたりする。だから新しい恋が始まらない。

いつまでも嘆いている。いつまでも対象喪失から脱け出せない。

かかわったものに執着するから、これから先の選択ができない。友だちと遊びに行きたいし、家で音楽を聴いてもいたい。どちらも「したい」。

そこでどちらにも執着してなかなか選択できない。もし友だちと遊びに行くほうを選んだとする。すると、家で音楽を聴くことにいつまでも執着する。友だちと遊んでいても楽しくない。

反対に家で音楽を聴いていれば、今度は捨てたはずの友だちと遊びに行くという選択肢に執着して、「友だちと遊びに行けばよかった」と思う。

何を選択してもプラス面とマイナス面とがある。それがなければ選択の余地はない。一方が一〇〇パーセントよければ、選択する必要はない。

選択肢がある以上どちらにもプラス面とマイナス面がある。その両方のプラス面に執着すれば選択なんてできやしない。

受験生でいえば「寝ようか、勉強しようか」の選択すら難しくなる。

寝ることで勉強するプラス面をあきらめられない。勉強することのプラス面に執着する。勉強すれば寝ることのプラス面に執着する。眠いのに勉強してもあまり能率が上がらないはずだから、勉強を選択しても寝ればよかったと思ってしまう。

うつ病者の小決断不能症というのは、小さなことを選択できないことであるが、その小さな両方のプラスに執着してあきらめられないから小決断不能症が起きる。

株やギャンブルで深みにはまる

執着性格の人はケチだから、損をすればその損失を取り返そうとする。

駅のホームで電車を十分待ったとする。いったん十分間も待ってしまうと、それがもったいなくて、別の路線で行こうという発想が閉ざされてしまう。

ある女性は「男に貢《みつ》がせる」と公然と言う。貢がせれば、それが惜しくて彼は自分を捨てることがないからだという。その女性は、男はすべて執着性格者だと思っているのだろう。

たしかに執着性格の男性はそうであるにちがいない。

未来に向けて新しい人生を生きるよりも、過去の損害にとらわれてしまう。過去の損害をもとに将来の人生を決めてしまう。過去の損害を取りもどすことが人生になってしまう。

ある執着性格の人が車を運転していて、なかなか車線を変えられないという。隣の車線のほうが流れがいいとわかっていても、しばらく流れの悪い車線で渋滞につかまっていたため、その待っていた時間をムダにするのが惜しくて別の車線に移れない。

その時点でどちらの車線が自分に有利かを基準にするのではなく、自分が過去にしたことに意味を見出すことに執着して車線を決めている。

株で一〇〇万円の損をした。するとその損害を取りもどそうとして、なかなか下がりつづける株を手放せない。売れないままに損害を大きくしていく。

ギャンブルで負ける。すると、それを取り返そうとして深みにはまる。

執着性格の人が損失を取り返そうとするのは、損したものに執着しているということである。損を損としてあきらめきれない。

一時の損は損として次の儲《もう》けに走ればいいのだが、次の儲けを考えるよりも、過去の損害にこだわるのが執着性格である。執着性格の人には損失を賢く取り返すための知恵がない。

問題は損害をどう解釈するかである。この損害があったおかげで大切なことに気がついたと思える人もいる。そして将来「あのおかげで、いまの成功がある」となるかもしれない。

あるいは「この程度の損害で収まったのは運がよかった」ということもあるかもしれない。

若いころにいろいろと損をしたからこそ、歳を重ねてから幸せな老後を送れるかもしれない。

執着性格の人は過去のイヤな体験をなかなか忘れられない。自分に損害を与えた人を生涯、恨みつづける。なかなか人を許せない。

人は忘れられるから前へ進める。

執着性格の人は与えられた運を悪く使う。与えられた運が同じでも、悪く使う人と、賢く使う人とでは、人生に大きな違いが出てくるのだ。

「せっかく来たのだから」と不要なものを買いまくる

どのような種類の被害であれ、ある被害に遭《あ》うと、執着性格の人はそれを「被害に遭った」としてあきらめられない。その被害を取り返そうとするために、いよいよ被害を大きくしていくこともある。

私も同じような体験をしているので、えらそうなことは言えないのであるが、ある執着性格者の話である。

アメリカで土地を買おうとして不動産屋にだまされた。そこで「いい勉強をした」とあきらめればよかったのであるが、その被害をなんとか取りもどそうとした。そこでまた悪徳弁護士にだまされた。

その被害を取りもどそうとして、さらに次の悪徳弁護士にだまされた。被害を取りもどそうとすればするほど被害を大きくして、ついには自己破産してしまった。彼は日本にあった全財産を失ってしまった。

最初に被害に遭ったときに、自分はなぜ被害に遭ったかを反省すれば次の被害は防げたはずなのである。

しかし執着性格の人は失ったものに執着する。そこで、どうしてもあきらめきれないで、なんとしてもその損害を取りもどそうとする。その気持ちの焦りを周囲のずるい人に見透かされてまただまされる。

さらに困ったことに、被害を被《こうむ》ると、その事実に執着する。被害が被害を呼んで破滅するのは目に見えている。

だから執着性格の人はまじめで勤勉なのだが、社会的には成功せずに、むしろうつ病などにかかってしまうことがある。努力しているのに挫折する。

先の執着性格者にしても、アメリカの悪質な不動産屋にだまされた時点で冷静に反省していれば次の悪徳弁護士を見抜けたはずなのに、目の前の弁護士を見るより過去の損害に気を奪われていた。損を取りもどすことばかりに気を奪われている。そこでまただまされるのである。

執着性格の人は自分の心の葛藤に気を奪われて相手を見ていない。そこが問題である。

日本人のなかには、海外旅行に行くと「せっかく来たのだから」と、とくに欲しくもないものを買いまくる人がいる。この「せっかく来たのだから」が執着性格である。

外国に来るために使ったエネルギーがムダにならないようにと執着する。それまでに使われたエネルギーをムダにしたくないのである。そこで、いらないものまで買って損害を拡大する。苦労してやってきて、さらに偽物まで買って帰る人がいる。

「ムダが嫌い」が執着性格の特徴である。働きつづけて休養できない人たち、ムダが嫌いな人たちは、休むことの楽しさを知らないのである。

いつも「たられば」の完全主義者

しかし生きていくためには、いろいろな体験が必要である。いっさい失敗しないで、しかも有意義に生きていこうとするのは無理である。

それはちょうど二酸化炭素を吸わないで伸びようとする木みたいなものである。二酸化炭素を取り込むための葉がない木のようなものである。

葉が生い茂って美しい木になるように、人生もいろいろな体験をしてはじめて豊かになる。人の心もいろいろな体験をして豊かになる。

社会的に望ましいことと、その人個人にとって望ましいこととが一致しているときに、情緒的に成熟しているという。若いころから情緒的な成熟を期待しても無理だろう。だまされたり、損をするのも大切な体験である。

自分のもっている何かを失ったら気がすまない。どんなにたくさんもっていても、ひとつでも失いたくない。もっているものを失うことを恐れる。「これを失ったら、どうしよう」という不安にかられている。

執着性格の人はムダをしたくない。それは、使ったエネルギーがムダにならないように執着するからである。使ったエネルギーがムダになれば、そのエネルギーを失ったことになる。

執着性格の人はそれに耐えられない。したがって努力したら、その努力の成果が欲しい。価値達成タイプである。欲求達成タイプではない。

だから執着は完全主義にも通じる。完全主義とはマイナスをなくすことであるからだ。マイナスが許せない。もしマイナスになってしまえば、そのマイナスにいつまでもこだわる。マイナスになったもの、つまり失ったものに執着する。

何かにつけて「たられば」の感情に苦しむ人は、基本的欲求が満たされていない。基本的に欲求不満だから「ああすればよかった」「こうしていれば」となる。

「たられば」は完全主義の象徴であり、執着そのものである。「あのとき、ああしていたら。そのとき、そうしていれば」といつまでも悔やんでいる。

ゴルフでよく「あのOBがなければ」とか「あのバンカーがなければ」と、プレーの最後までグチっている人がいる。この人こそ執着性格者である。

「あのときケガさえしていなければ」と、すべてをケガのせいにする。ケガを理由にすべてのことから逃げている。

もしその人が基本的に幸せであれば、その気持ちに長く苦しめられることはない。「このような欲求は絶えず無意識的な力として固執される」（Toward a Psychology of Being／『完全なる人間』八九ページ）。それをマズローは「反復強迫」と言っている。「このような欲求」とは満たされていない基本的欲求である。

子どもが寒々とした北風に吹かれながら塾から帰ってくる。そのときに、温かいうどんをつくって待っていてあげる。そうして子どもは愛情欲求が満たされて心理的に成長する。

執着性格の人にはその温かみがなかった。

それが執着性格者の運命なのである。それを受け入れないかぎり先には進めない。

エネルギッシュな人は「いま」から何事も始める。ものに執着しないからリスクが怖くない。

一年前にくらべて借金がふえた。そのときに「あそこであれをしなければよかった」と思わないで、いまを基準にこのときから発想しはじめる。この借金から始める。

今日が原点。

ある人が不動産屋の口車に乗せられて、不法に家を撤去《てっきょ》された。彼はその壊された家を取りもどそうとして、ストレスから最後はがんになった。家にこだわって生涯を終えた。

「あのときにイエスと言わなければ、この家は壊されなかったのに」

そう思わないで、壊された「いま」から人生を始めること。

もう一度言う。

今日が原点。

2 前向きになれない人たち

気に入られようとする不自然な態度

執着性格の人は自分に無理をして生きている。

嫌いな人なのに無理をして好きな人と思い込んでいる。自分の感情を無理に操作している。でも感情は、そのように都合よく操作できるものではない。

感情的に無理をしているからどうしても心にゆとりがない。

執着性格者は行儀がよいけれどもゆとりがない。心の幅がない。

真夏に三つぞろいの背広を着て汗をかいているのに、「暑くない」と言い張っているようなものである。

執着性格の人は仕事熱心なわりには能率が上がらない。いわゆる模範社員であるが、その会社になくてはならない人ではない。

私が翻訳したアメリカの精神科医マクギニスの著作『自信こそは』（Alan Loy McGinnis, Confidence, Augsburg Publishing House, 1987／加藤諦三訳、フォー・ユー、一九八八年）のなかで、仕事依存症の人は職業生活において先細りになると書いてあるが、そのとおりである。

それはどんどんエネルギーが失われていくからである。消耗しても休めないから、あるところまでしか行くことができない。

仕事依存症の人は自分で願うほど仕事ができない。頑張るわりには成果が少ない。長い目で見ると仕事依存症ではない人のほうが成果をあげている。仕事依存症の人は達成感がないまま先細りになり、不本意なポストで人生がおしまいになる。

もうひとつの悲劇、それは自分で置いた基準を永久に満たせないことである（Confidence／『自信こそは』六四ページ）。

彼らは何もしないでいると自分に価値を感じられない。しかし必要な自信をもたらしてくれるはずの仕事は、どんなにやっても足りないとマクギニスは言う。

そのとおりであるが、正確には、本人がこれだけ仕事をすれば自信がもてると思い込んでいるだけで、ほんとうにそれだけの仕事ができても実際には自信はもてない。

彼らは心から楽しんで生きる術《すべ》を知らない。

上司へ書類を出すのでも「ここまできちんと整理しました」とみんなに見せびらかしている。お茶の出し方ひとつにしても「こんなに立派に入れました」と見せつける。

延々と模範社員を演じることで周囲を辟易《へきえき》させることがある。

だからこその模範社員なのだが、まわりにとっては、ときとしていらつく存在である。気にくわない存在になってしまう。

彼らの心の中は空洞である。それは前にも書いたように、心のゆとりがないということでもある。つまり、いつも感情を無理に操作しているうちに感情そのものが麻痺してしまう。

彼らはいっしょにいる人を疲れさせる。人を疲れさせるのは不自然な人。

自然な声でないと聞いていて疲れる。録音テープを早送りして長く聞いていると疲れてしまう。彼らはまさしくそういう人である。

心の中が空洞、心のゆとりがない、不自然な人。言葉は違うが、内容的には同じことである。

頑張った自分を褒めてほしい

勉強が好きでない子が、無理して勉強している。すると勉強で書いた用紙を残す。勉強したという証拠を残したいのである。他所《よそ》で勉強しても、そのときの用紙を家に持ち帰る。裏紙に書き込んだ程度のメモを捨てられない。それが生きている証拠になっている。勉強したことを目に見えるものとして残しておきたい。それは無理して生きているから。ビジネスパーソンでも同じこと。彼らは努力することがほんとうはつらい。だから成果が欲しい。

自己実現している人の努力はつらくない。

執着性格の人の努力は、満たされない幼児的願望を補うための必死の努力である。幼児期に満たされなかった注目や関心への欲求を、仕事の成果を通して満たそうとする。

彼らはいつもさびしい。好かれたいから、相手の期待に応える努力をして、ついには消耗してしまう。

執着性格の人が疲れていても休めないのは不安だからである。彼らが自分で気がついていない感情が心の底にある。その感情に気がつけば、疲れたら休もうと思える。そういう人は心理的に健康な人だろう。

しかし彼らは、休んでいると不安なのである。毎日それなりの業績をあげないと不安になる。業績をあげることで、心の底の感情から逃げようとしている。

業績をあげることが、不安から逃れるために第一にしなければならないことになっている。

そして彼らにとって業績をあげない一日は無意味な一日である。

人間にとってもっとも根源的な感情は不安である。

だから休むことができない。

執着性格の人は、自分に無理をして仕事を続けているうちに、心の中の借金をふやしてきた。仕事の成果は多少は出たかもしれないが、心の中の借金はふえつづけた。

休むこと、何もしないボーッとした一日、業績があげられない一日。それはこれまでの心の借金を返す一日なのである。ただぶらぶらしている一日は、心の中の借金を返す機会である。だからこそ病気にならないですんでいるのだ。

何もすることなく夜になってしまっても「あー、今日は借金を少し返せたな」と思えばいい。そうしたらムダな一日を過ごしたと焦らないはずである。

心の中の借金を返さないでほうっておけば、サラ金と同じようにふくらんでいくのだから。

休んでいても「こんなことをしている場合ではない」

自然に湧き出てくる成長したいというエネルギーで仕事をしていないと、長続きしない。

うつ病になった人のように意識的な努力で頑張っている人はいつか力尽きる。

はじめのうちは意識的な努力で頑張れるが、やがて何をするのも億劫になる。やろうとするのだけれどもできないときが来る。「やらなければならないと思う『それ』」をするエネルギーが湧いてこない。

努力が自然ではなく意識的だから、ちょっとした努力がつねに莫大なエネルギーを消耗させる。そして努力に継続性がない。一貫してあることに努力することができない。

要するに、何度も言うように執着性格の人には心のゆとりがない。遊びがない。だから息が詰まる。張りっぱなしの弦《げん》のようにいつかは切れてしまう。

彼らは、内的なエネルギーがないからやがて燃え尽きる。

執着性格の人は生きるエネルギーを得るために、仕事や運動ではなく、休憩や睡眠をふやせばいいのだが、それができない。

彼らは何もしないでいても休めていない。何もしていないのに休養になっていない。何もしていないが心は焦っているから、エネルギーは消耗しつづけている。

休んでいても「こんなことをしている場合ではないのではないか」と焦ってしまう。

自己実現している人は、疲れたときには休める。

生きるエネルギーがないというのは、内から湧き出す興味や関心がないということである。執着性格の人のエネルギーは不安からのエネルギーである。努力の動機が不安である。自己実現している人のエネルギーは興味からのエネルギーである。したがって活動することで満足が得られる。そして休養と活動のバランスがうまくとれている。

執着性格の人は働いてエネルギーを消費しているが、休んでいてもエネルギーを消費している。体は休んでいても心理的には不安な緊張感に苦しんでいるから、エネルギーを消費している。

そして活動しても満足が得られない。無理して活動すれば、そのぶん疲れるだけである。仕事をしても満足が得られないし、休むこともできない。

そこでうつ病になりやすいのである。

無理をした学生時代から、無理をしたビジネスパーソンへ。いまのスーツケースが合っていないのに、そのスーツケースのままの自分で別のスーツケースに入ってしまった。

心身ともに疲れているときには休んでよい。無理をしすぎて疲れたときには休むことでエネルギーを貯《たくわ》えることが望ましい。

くわしいことは知らないが、ドイツの精神病理学者テレンバッハの著作を読むと、J・ランゲという人がメランコリーの諸症状を冬眠にたとえているという（MELANCHOLIE／『メランコリー』一九〇ページ）。

冬眠して春が来たら動き出す。それが動物界の自然である。

「もうダメだ」と思うほど消耗したときには、翌春に向けて冬眠に入ろうと思えばよい。

好きなことがない

執着性格者にとっての致命傷は、好きなことがないことである。好きなことをしていれば働いていても心は休めている。

好きなことがない人は身体が休んでいても、心は休んでいない。

彼らはいつも「○○をしないのはよくないこと」という考え方である。「○○をしよう」とはならない。

「働こう」ではなく、「働かないのはよくないこと」である。

「花を育てましょう」ではなく、「水をあげないのはよくないこと」。

テレンバッハの言う二重否定である。「これをしたい」がない。

彼らは「悪いことはしないでおこう」と思う。

ほんとうは怠けたい。しかしそのエネルギーがない。そこで「ほんとうの自分」を否定することに逃げ込む。

責任転嫁《てんか》で逃げていると、ツケは最後には自分に来る。

責任はその場では自分に来ない。しかし最後には自分にまわってくる。

このことは対人関係についてもいえる。

好きな人のために何かをしているときと、嫌いな人のために何かをしているときでは、同じことをしていても疲れ方が違う。好きな男性のために料理をしている女性を考えればわかるだろう。

そもそも執着性格の人は何をするのも好きではないし、じつは他人のことが嫌いなのである。つまり何をするにも意識的な努力が必要である。

嫌いな人のために嫌いな料理をつくっていれば疲れるのは当たり前である。料理をすることから満足感は得られない。

執着性格の人は、他人のために行動するときにも、心の底ではその人が嫌いだから、自己実現している人よりもエネルギーを消費する。

こうなれば、いつかうつになるのは当たり前だろう。

前向きに生きるエネルギーの源は愛。その愛がうつ病になるような人には存在しない。

エネルギーには、プラスのエネルギーとマイナスのエネルギーがある。

マイナスのエネルギーは復讐のためのエネルギー。権力やお金を求めるエネルギー。自分を他人に見せるためのエネルギー。

自分のために生きるエネルギーのない人には、虚《むな》しさがつきまとう。底なし沼に落ちていく。

これでいいということがない。やってもやっても満足はない。欲望が無限化していく。

カレン・ホルナイが言う、神経症者は自分のためのエネルギーがないという言葉どおりである。

プラスのエネルギー、それは楽しむエネルギー。

執着性格の人は思いっきり何かをしたことが一度もない。一度も達成感がない。

いつもお湯を半分だけ入れ替えて、きれいなような汚いようなお風呂に入っているのである。それが執着性格の人の生き方。

一度「世間がなんと言おうが、自分にとって確かな道を歩こう」と心に誓うことである。

自分のしたいことがわかっていない

カレン・ホルナイは神経症者のことを「爪先で立っている」と説明している。まさに執着性格者にも通じるたとえである。

爪先で立っているとは、どのようなことを表しているのか。

①無理をした背伸び

②全体重を自分の爪先で支えている

だから不安定。ちょこちょこ歩く。ガニマタでは歩けない。

爪先で立っていてもズボンをはいているから、外からはそれが見えないこともある。したがって本人は精いっぱいであるが、まわりにはそうは見えないから、もっと要求されてしまうことがある。職場でも、プライベートでも、まわりはいろいろと要求してくる。

自宅のローンを返済するのに精いっぱいだったとする。ところが、さらに車を買ってしまった。もうローンが限界を超えている。だから食費を切り詰めて頑張るしかない。

問題は、彼はなぜその車を買ったのか？

それは隣の家が買ったから。友だちが買ったから。部下への見栄で。

あるいは家族が「買って」と言ったから。他人の期待に応えたいから買ってしまった。彼は自分が欲しくて車を買ったわけではないのだ。

もし彼が車好きなら満足感はある。しかしこの人は、ほんとうは車が好きではないから、車をもっていることの満足感がない。それでも食費は切り詰めなければならない。

自分の意向で車を購入したなら、たとえ食事が貧相《ひんそう》になっても、毎日は楽しい。しかし友だちが買ったから自分も買ったという動機では、その満足感もない。生活がたんに苦しくなっただけである。

執着性格の人は自分のしたいことがわかっていない。

すでに説明した仕事熱心ぶりもそうであるが、この車を買う動機も「認めてほしいから」である。

だからお金がないのに車を買ってしまう。いまが精いっぱいなのに、それ以上のことをしてしまう。そして生きることがつらくなる。こんなに苦しくてつらいのに、どうして人に優しくなれるというのか。

執着性格の人は生きるエネルギーがないから、どうしても欲張りになる。

「あれも欲しい、これも欲しい」というのは、ほんとうに好きなものがない人。つまり弱い人間。そのうえケチだから、いまもっているものを捨てられない。

ケチな人は目的が「生きること」ではない。

食べきれないアメをたくさんもっている。それなのに他人のアメを欲しがる。

生き残るための本能がまるでない。

相手のちょっとした言葉でパニックになる

執着性格の人はすぐにパニックになる。

なぜすぐにパニックになるのか?

それはいつも怒りを抱えているから。基本的に欲求不満な人だから。生きるエネルギーのない人だから。

彼らは自分の能力を超えた仕事を日常的に背負っている。いまの環境がその人の能力の限界を超えている。

そこでちょっと何かあっただけで、すぐに心理的にパニックになる。

人を見下げたい。でも見下げられない。ときには有頂天で何かをしようとしている。しかしできない。

現実と願望のギャップが大きすぎる。このギャップで心の中は異常な緊張状態になっている。コップの水はいまにもあふれそうになっている。

願望が現実の壁に阻《はば》まれて、実現できない。いま生きていることが、その人の能力の限界。そんななかでちょっとした何かでも起きれば、パニックになるのは当然である。

子どもは一〇〇点をとらなければ母親に叱《しか》られる。その恐怖感がある。試験で解けない問題が出てくればパニックになる。

母親の期待に応えたいけれど応えられない。それは船が沈没するような恐怖感である。

彼らは、自分は信じられていないと感じている。

恐怖感があるとストレス耐性は極端に落ちる。恐怖感や不安感でフラストレーション・トレランス（欲求不満耐性）がなくなる。

好ましくない人間関係があると、怒りと恐れを抱えながら無理な努力をする。そしてフラストレーション・トレランスがなくなっていく。相手のちょっとした言葉でパニックになる。そこですぐにキレる人は、自分の能力の限界を超えている。

キレて暴れる人もいれば、キレてうつに落ち込む人もいる。

人は言いたいことを言わないでいると、エネルギーがなくなっていく。気になったことを相手に聞かずにやりすごしていると、エネルギーが消えていく。

言いたいことを言えない人は、まわりを信頼していない。エネルギーのない人は、言いたいことが言えなくて、信頼関係がなくて、信じる心がない。

他人との信頼関係がないから、若いうちから無理をして生きている。そしてエネルギーを失っていく。

言いたいことが言えると、自分の生き方が見えてくる。

気になったことは、その場で処理する。

上司に対しても気になることは素直に聞く。

人は互いに知らないふりをしているような関係に消耗する。

無理してやっている仕事から満足が得られないように、無理をしている人間関係から満足は得られようもない。

その根底にあるのは間違った自己評価である。「すばらしい自分」なのに「ダメな自分」と思い込んでしまった悲劇である。

3 自分そのものに意味を感じられない人たち

自分だけにしか関心がない

「仕事熱心」というと、何かすごく立派な人のようにイメージしてしまう。

しかしメランコリー親和型の人は、仕事という殻に自分を閉じ込めてしまっている。仕事熱心という殻に自分を閉じ込めるのは仕事への固着であり、仕事以外では生きられないということである。

メランコリー親和型の人や執着性格者は、心の葛藤を仕事をすることで解決しようとしている。また、仕事をすることで周囲の人から好意を得ようとしている。

いいかえれば、周囲の人から認められたいからまじめに仕事で頑張っている。

それは、自分以外のことは考えられないということである。自分だけにしか関心がないということである。

もし「仕事熱心という殻に自分を閉じ込める」のが自分のことだと気がついたら、その人は自分は自分以外のことを考えられない人間だと認めればよい。そうすれば先が開ける。

熱心に仕事をすることは社会的には望ましい。しかし、そういう人の仕事熱心の裏にはつねに、仕事がうまくいかなかったらどうしようという心配が存在する。

仕事をすることと、仕事が失敗しないかという不安とは表裏一体をなしている。

テレンバッハはこのようなことを「精神分析論的に言うと、そのような人は『反対物への』逆転の可能性をつねに防衛している」（MELANCHOLIE／『メランコリー』二九四ページ）と表現している。

つまり仕事熱心というのは肯定的な性質を指しているが、必ずしもそれは成果をあげることとイコールではない。むしろ挫折というまったく反対の結果に逆転する可能性がある。

仕事が命でなければ仕事の失敗など大きな事柄ではない。しかし仕事が命となれば、仕事上での挫折は生命的危機となる。

あるいは「そこには、これらの肯定的な性質が『否定的に』反転しはしないかという心配がつねに見出せる」（MELANCHOLIE／『メランコリー』二九四ページ）とも表現される。

心理的に健康な人が熱心に仕事に打ち込んでいるときには、この仕事がうまくいかなかったらどうしようというような深刻な心配や激しい不安はない。

そういう意味で、メランコリー親和型の人の仕事熱心は「病的正常性」と呼ぶべきものである。病的正常性とはテレンバッハが使用している言葉である。

自分を感じられるやすらぎがない

仕事熱心は正常なことであるが、それがつねに失敗の不安と表裏一体となっているところに問題がある。つまり彼らの仕事熱心の心理は病的なものである。

おそらく人間としての憔悴感《しょうすいかん》が仕事の不安として表面化しているのだろう。失敗を恐れるのは、人の評価を失うことへの恐れである。

とにかく、うつ病になりやすい執着性格者やメランコリー親和型の人は、自分が社会的に受け入れられることしか考えていない。自分が社会的に上に昇ることしか考えていない。

道はだんだんと細くなるのに。

仕事をしているときしか自分がない。仕事をしているときしか、この世の中に自分の居場所がない。

うつ病になりやすい執着性格者やメランコリー親和型の人は、日常生活を豊かにするエネルギーがない。自分の生活がない。彼らは五感が豊かではない。

日本社会で定年が大問題なのは、このあたりに原因がある。

彼らは個人としての生き方ができない。

疲れたから自分は休む。それができない。みんなといっしょなら休める。

ふだんの生活ではなく、仕事をしているときだけが「本来の自分」と感じる。

そうなればムダがイヤになる。そしていつも、なんだかわからないが焦っている。

アイデンティティは仕事にしかない。

課長ということでしか自分を感じることがない。

しかし、そうしたポストは必ずいつかはなくなる。

有名なテレビの司会者がその役目を終えて、うつ病になる。

会社を定年になって初老期うつ病になる。

自分とは何か?

それは、それほどたいそうなことではない。

いくらが大好き。カトレアの花が好き。おだんごが好き。その程度のことである。

「あぁ夏だー」と感じる。
そう感じるのが自分。
心理的に健康な人は、好きとか嫌いとかの対象のなかで自分を感じる。
執着性格者やメランコリー親和型の人には自分がない。
やすらぎとか癒しがない。
「あー気持ちよかった」という体験がない。
自分の身体をいたわることが生きることなのに。

飲みに行っても上司と部下

そこで私的なつきあいでも、どうしても社会的役割を通したものになりがちである。そもそも彼らのアイデンティティは、役割アイデンティティに頼っている。「私は課長」という役割アイデンティティが、その人の自我のアイデンティティなのである。

テレンバッハは、メランコリー親和型の人は「自我の弱化をもたらすところの過剰なまでの役割との同一化」（MELANCHOLIE／『メランコリー』二三一ページ）をすると述べている。

飲みに行っても上司と部下としてしか飲めない人である。それはちょうど兵隊さんが戦地から帰ってきても、そこでの序列が変わらないのと同じような生き方である。

メランコリー患者は役割アイデンティティが優勢で、自我アイデンティティが確立されていないと言われる。

わかりやすくいうと、どういうことだろうか?

それは会社人間で「心がない」ということである。

彼らは「接している相手その人に関心がない」のである。相手の人格ではなく、相手の役割にしか関心がない。

ある人が、編集者としかつきあえない著者は人間としてイヤだというようなことを書いていたことがある。たしかに、このように役割行動しかできない人には人間としての深みがないだろう。

つまり役割アイデンティティが優勢というのは、体験を重んじるのではなく、肩書きを重んじる生き方をする人のアイデンティティである。社長という体験を重んじるのと、社長という肩書きを重んじるのとでは大きな違いがある。

サルは木から落ちてもサルだけれども、代議士は選挙に落ちれば「ただの人」とよく言われる。社長でも代議士でもいいが、そうした体験を通して「ただの人」になるのが、じつはいちばん楽しいことであるという発想が、メランコリー親和型の人にはない。

毎日が記念撮影のような生き方

メランコリー親和型の人は、パーティに招待されて断った直後に「でも、お手伝いには行くわ」と言う女性のような人である。

私的なつきあいも、ある役割をもった対象としてのつきあいになってしまう。したがって、二人で黙って見つめ合う時間が意味をもつことがない。心がふれあっていないから、プライベートでの接触も、仕事が成果を生み出すように、その時間が何か成果を生まなければならないと感じてしまう。

仕事が成果を生み出すためには、みんなが黙ってぼさーっとしていてはならない。ぼさーっとしていることはムダなことである。彼らにとっては、人との私的なつきあいも仕事と同じように能率がよくなければならない。

メランコリー親和型の人は、何かを相談するわけでもなく、情報を交換するわけでもなく、ただ友だちと会うということに意味を感じることができない。

彼らにとっては、生きることそのもの、あるいは自分という存在そのものが意味をもつものではない。

プライベートでも「はい、これでこのことは終わり。それで次は？」といった仕事と同じ形式でとらえられる。だからこそ、能率とかムダのないことが、私的な人間関係でも重要になる。

仲間とテニスをしていても、その形式が仕事の形式と同じなのである。

テニスに行ったら、残念ながらコートが使えなかった。このときの感情の動きが、メランコリー親和型の人とそうでない人との違いを表す。「損をした、ムダな時間だった」と感じるのが、メランコリー親和型傾向の人たちである。

仕事なら、このようなことはムダであり、失敗であり、したがって焦ってもいい。しかし私的な人格的接触においては、このような事態が仕事と同じようにムダであるわけではない。

車を運転している。車線変更を誤った。渋滞でなかなか進まない車線を選んでしまった。するとミスしたと焦る。これが役割意識過剰行動の心理である。

仕事となれば、たしかにこれはミスであり、焦る理由はなくはない。しかし休暇のときなら、これは焦ることではない。この選択そのものがそれはそれで意味をもってくるはずだ。

テレンバッハは「本来的な実存的時間性」という言葉を使っているが、焦りの心理は、彼らにこのような実存的時間がなくなっていることを示している。

いってみれば毎日、記念撮影をしているような生き方である。記念写真を撮ってはいるけれども、そこに心がない。

「パリに行ってきました」。そこで記念写真を撮ってくる。「だから私は生きています」。まるでそんな生き方である。パリを心から味わっているわけではない。

4 自分にこだわる人たち

小さな違いにこだわって先に進めない

最近「こだわる」人をよく見かける。「このブランドでなければ俺は着ない」と言って、ある服装にこだわる。あるいは「このブランドの靴が好き」。

生産活動で個性を表現するのではなく、消費による個性の表現に頼る。そうすると、何かを成就《じょうじゅ》することがない。

現代の日本人は個性の表現の仕方がわからずに迷っていると私は思っている。

じつは個性的であるとは「こだわること」とまったく逆なのである。

ある服装にこだわることで自分の将来の心の成長を放棄している。将来へ向かっての成長こそが個性発揮なのである。

「自分にこだわる」ということは、「自分の殻にこもる」ということである。「これが俺のポリシーだ」「これが私の考え方です」。そう言って他者の批判から自分を防衛するが、同時に将来の自分への成長を放棄してしまう。

「こだわる」ことは将来への発展をもたらすことの妨げになる。「こだわる」ことはたんなる自己防衛にすぎない。

若い男性が美容院に行って、ちょっとした髪型の違いにこだわる。散髪が終わってから自分の髪型を鏡で見て、美容師に「納得がいかない」と言う。どうでもいいようなわずかな髪型の違いにこだわる。

納得がいくかいかないかは、あまりにも些細な違いであって、心理的に健康な人には理解できない。それにもかかわらず、そのわずかな違いが気になって、自分の納得がいくような髪型に固着する。

この小さな違いにこだわって先に進めない。私に言わせれば、それは「まともに勝負しない人たち」である。

メランコリー親和型の人は「ふつうの人にとっては境界線にならないような境界線の前で、いつも立ち止まって回れ右をすることが分かる」（MELANCHOLIE／『メランコリー』二九五ページ）。

殻に閉じこもって自己実現しようとしている

私は若いころ『俺には俺の生き方がある』（大和書房）という本を書いた。それは「自分へのこだわり」を解説したものである。

なぜそうなるか?

それは心の支えがなかったから。

これが「社会的規範への過度の適応」（MELANCHOLIE／『メランコリー』二九六ページ）にも見られる。

要するに彼らは堅苦しい。息が詰まる。柔軟性がない。その場に応じた適切な規範の実現ができない。

なぜそうなるか?

それは心の底に憎しみがあるから。

いま日本では「ひきこもり」が大問題である。

メランコリー親和型の人は「堅固な境界をもった秩序のうちに自己を閉じ込めることとし

て住まいを状況構成していく」（MELANCHOLIE／『メランコリー』二九二ページ）という。

ひきこもる人も、自分の殻に閉じこもるなかで身動きがとれなくなっているのだろう。「これが私の考え方です」が、まさに自分の殻のなかで自己実現をめざしている人の言うことである。「これが私の考え方です」と言って、自分の殻のなかに身を隠してしまう。

うつ病になりやすい人は、自分の殻に閉じこもるなかで自己実現をしようとする。小鳥が巣にしがみつきながら巣立ちをしようとしているようなものである。

それは矛盾である。自分の殻を破ることが自己実現であるのだから。

新幹線で東京駅を出て、名古屋に着く前に大阪に着こうとしているようなものである。

心の葛藤を解決することが自己実現であり、自立である。それなのに、うつ病になりやすい人は心の葛藤を抱えたまま自己実現しようとしている。

しかも「自己実現はいいことである」と信じている。「自立はいいことである」と信じている。

「自分にこだわる」ということは「肯定的な性質への固着」である（MELANCHOLIE／『メランコリー』二九五ページ）。

くりかえすが、自立とか自己実現とは自分の殻を破ることである。殻を破って外の未知の世界へ飛び立つことである。

うつ病になりやすい人は、自立しないことを通して自立しようとするという矛盾を抱えてしまう。それでは身動きがとれなくなるのが当たり前である。

いわゆる「オタク」と呼ばれる性質にも、それは見られる。

さらに、彼らはナルシストである。

「何ものをも成就したことのない人には、他人の仕事を評価することは難しく、それ故次第にナルチスティックな栄光のなかへ自らを孤立せざるをえなくなるのである」（The Heart Of Man／『悪について』）

この本は、うつ病になりやすい人について書いているが、本書の内容はなにもうつ病になりやすい人にばかり当てはまることではない。現代の日本人に一般的に当てはまることも多いと私は思っている。

第3章 なぜ生きるのがつらくなるのか？

1

なにもかもめんどうになる「無理な生き方」

嫌いなことが自分でもわからない

好きなことがあってはじめて、嫌いなことがある。嫌いなことがあってはじめて、好きなことがある。

「自分はこれが好きだ」とわかったときにはじめて、「自分はこれが嫌いだ」とわかる。逆も同じ。嫌いなことを嫌いと意識したときに、好きなことも見えてくる。

したがって好きなことがなければ、嫌いなこともわからない。それなのに、自分がしていることが嫌いだとわからないまま、その嫌いなことに一生懸命になっている人が多い。

もちろん感情的に無理があるので、しだいに感情は鈍麻《どんま》していく。

好き嫌いのない人はエネルギーがないし、好き嫌いのある人はエネルギッシュである。

じつはうつ病になるような人は、自分がしていることが嫌いなことだとわからないで、一生懸命に嫌いな仕事をしているのである。

職場の人も嫌い、仕事も嫌い、恋人も嫌い、家族も嫌い、友だちも嫌い、周囲の人みんなが嫌い。

しかし、うつ病になるような人は仕事や他人を嫌っているそんな自分を意識していない。やりたくないことを「やりたくない」とハッキリと言えれば、不満は残らない。

執着性格の人は嫌いな仕事を一生懸命に頑張って、嫌いな人とにこやかに接している。

そうこうしていると、いつしか自然と「なんだかわからないけれども生きるのがつらい」となってきても不思議ではない。生きていてなんだか変なのである。

車が動かない。パソコンが動かない。どこが悪いのかわからないが、とにかく動かない。

うつ病になるような人は、そんな状態なのである。

「イヤ」と言えなくなってしまった

小さいころから、まじめに従順に生きてきた。自分の意志で何かをしてこなかった。

そのうちに意志がなくなってしまった。そして社会にはうまく適応した。

「やりたくない」「したくない」ことを、人から強いられていると、はじめのうちは怒りや憎しみ、恨みが残る。

しかしそのうちに、それらが嫌いだったことがわからなくなってくる。

学校には行けた。卒業はできた。会社には入った。言われるままに仕事はした。

でも、いつからかなんだかわからないけれども生きづらくなった。何をしても楽しくなくなった。何をするにも億劫になった。

ある時点までは楽しかったことが、楽しくなくなった。興味もなくなった。

楽しいはずの旅行にも行きたくなくなった。楽しいはずの仲間との食事にも参加したくなくなった。

みんなが楽しそうに集まる居酒屋に行くのも努力が必要になった。

楽しいはずなのに無理をしなければならなくなった。

リラックスするはずの散歩さえもが億劫になる。散歩に行くのも努力しなければならなくなった。無理してようやく散歩に出かけられる。

何をするにも頑張らなければできなくなった。お風呂に入るのも、食事をするのも、頑張らなければできなくなった。

朝から晩まで、何をするにも頑張らなければならなくなった。

やることなすことすべて嫌いなのに、嫌いと意識できないで長年にわたって続けていれば、そうなってしまうのも当たり前だろう。

問題なのは、その嫌いなことに一生懸命になっていることである。はたから見ていて成果がそれほどあがっていなくても、本人は一生懸命に努力しているのである。

そのうちに、頑張っても頑張っても、いよいよ成果があがらなくなる。そして、いよいよつらくなる。

よく「疲れがたまる」と言うが、こういう人たちは「無理がたまる」のである。その疲れも何かをしての疲れではなく、無理をしていることからくる疲れである。

小さいころから従順だったということは、小さいころから「イヤ」と言うことが許されなかったということである。ついには「イヤだ」と言えなくなってしまった。

嫌いなことをするのはだれでもイヤである。その「イヤだ」が小さいころから言えなかった。

イヤと言わないことで周囲の人に合わせてきた。

表面的には同調しているが、心が動いているわけではない。相手の言うことを聞いているが、心がふれているわけではない。耳は聞いているが、心は聞いているわけではない。

イヤと言わないが、その人と親しいわけではない。むしろ従順でありながらも、心の底には敵意がある。

厳しい言い方になるが、従順な人は『論語』でいう「小人」なのである。

『論語』に「君子は和して同ぜず、小人は同じて和せず」とあるとおりである。

従順な人は、人の言うとおりにしてきたけれども、人と心がふれていない。無意識の領域には敵意が根雪のように積もり積もっている。

そのうちに、だれか特定の人が嫌いというよりも、あらゆる人が嫌いになってしまった。

しかも、その「嫌い」という感情に当の本人が気づいていない。

他人といると、自分では気がつかないうちにエネルギーが吸い取られていく。

人と心がふれあうことでエネルギーが生まれるのに、うつ病になるような人は、人とふれあわないどころか、人といると消耗してしまうのである。

人が嫌いだから、人といっしょにいると、それだけでエネルギーを消耗する。

でも彼らは、なぜそんなに自分は疲れているのか理解できない。生きるエネルギーはどんどんとなくなっていく。

うつ病になるような人に「好きなことをしなさい」とよく言うが、好きなことがわかるくらいなら、はじめからうつ病などにはなっていない。

自暴自棄になっても気づかない

うつ病になるような人は「楽しいこと」がわからないから、「つまらない」ということもわからない。

来る日も来る日も「つまらない」ことを「つまらない」と意識しないで、うつ病になるまでしつづけたのである。

嫌いな人を嫌いと意識しないで、うつ病になるまでつきあいつづけたのである。

要するにうつ病になったときには、もう何がなんだかわけがわからなくなっている。

途中でだれかを心から好きになれば、「この人は嫌い」とわかっただろう。しかし、それがわからなかった。

もしだれかといて「居心地がいい」と感じたら、「あの人といると不安で緊張する。居心地が悪い」と気づいただろう。

うつ病になるような人は、いっしょにいて居心地が悪い人と、そうと意識しないでつきあってきたのである。小さいころから長いあいだ、そうやって他人と接してきた。

そうなれば、他人に興味や関心がなくなるのは当たり前である。人と気持ちがつながっていかなくなる。

うつ病になるような人は、表面的には礼儀正しいが「心がない」というのもうなずける。感情鈍麻は当然である。

彼らの行動の動機は恐怖感である。その仕事をしないと怖いから、その仕事をする。言われたことをしないと、小さいころに恐ろしいことが起きた。たとえば親から責められた。

心には規範意識がたたき込まれている。つねに「すべきこと」をしてきた。「したいこと」が何であるかは、小さいころからわからなかった。

小さいころから、すべきことを規範意識のもとでしてきたのが、うつ病になるような人である。しないと叱られた。その恐ろしさを大人になっても再体験している。

つまり、いつも「これをしなければ」「あれをしなければ」と怯《おび》えている。

こうなれば表面的には立派であっても、心の中は自暴自棄《じぼうじき》になって当たり前だろう。

気持ちが人とふれあっていなくて、人に関心がなくて、自分の感情が鈍麻していれば、心の中に基準をもとうにも、もちようがない。

そして恐ろしいことに、自暴自棄になっていても、本人は自分の心が自暴自棄になっていることに気がついていないのである。

「好き」がわからないから「嫌い」が意識できないように、心の中に基準がないから自暴自棄になっていても、いま自分は自暴自棄になっていると意識することができないのだ。

捨てることの大切さ

関心がないのに、関心があるふりをして生活するから、うつになる。職場では、いかにも相手に関心があるようなふりをしている。ブスッとしていたいのにニコニコする。

そのうちに悲しいとか嬉しいとかがなくなってくるから、心地よく生きることができなくなってくる。

執着性格の人は、好き嫌いがないから物事を深く見ない。だから、ずるい人を見抜けない。

まわりのずるい人は、そうした執着性格の人を利用している。

そして執着性格の人は人生を失敗する。

執着性格の人は、お世辞を言われて、拾ってはいけないものを拾ってしまう。

そのうえ拾ったものを捨てられない。

執着性格の人はつきあってはいけない人とつきあい、さらに、その人と別れることさえできない。


残りの人生をたくましく生きるために、まず捨てる練習をする。

嫌いなものは捨てる。気になるものは捨てる。

大きなものを捨てようとしても捨てられない。そこにあると思いたいから。だから小さなものを捨てることから始める。

まず紙切れでもいいからイヤなものは捨てる。

そうして部屋のいらないものをどんどん捨てていけばいい。

そのときに「これは嫌いだから捨てる」と意識して捨てる。

そうしてだんだんと好きと嫌いの感覚を養う。

そうしたら、自分の身のまわりに嫌いなものがいっぱいあることに気がついてくるだろう。

そして好きなものしか身近に置かないようにする。

執着性格の人は、いま生きていることがつらい。とにかく不幸なのである。しかし「いま自分は不幸だ」とは認められない。

そして他人に見せる自分のことばかり考えている。見せるために、何かをためることを考えていて、ためたものを使う能力がない。

執着性格の人は確かな手ごたえで生きていない。したがって、自分にふさわしくないものでも欲しい。なんでも欲しい。ガラクタでも欲しい。

預金通帳が手元にたくさんある。でも、一つひとつの通帳には預金残高がほとんどない。

ガラクタでも、とにかくいっぱいあればいい。

そうした態度を改めることが大切なのだ。

2 好きな人がいないから嫌いな人がわからない

どちらを選んでも後悔してしまう

不愉快なことをすぐに忘れる人と、決して忘れない人がいる。執着性格の人は、もちろん後者である。

あきらめの悪い人、根にもつ人、過去にこだわる人、捨てられない人、いつまでも後悔している人――これらが執着性格者の特徴である。

お饅頭《まんじゅう》を食べるのがもったいないからと冷蔵庫に入れておいて、腐らせてしまった。そういう類《たぐい》のことが多い人である。

彼らは前向きなことより、後悔でエネルギーを消耗してしまう。悔しさを乗り越えられない。だから執着性格の人は寝つきが悪い。

要するに執着性格の人は、ほんとうに好きなものがない。また、ほんとうに好きな人もいない。もっといえば、執着性格の人には楽しみがない。

「これをしていれば、あとは何もいらない」というようなものがない。

たとえば仕事が忙しいときに、それ以外のことをして時間が過ぎてしまったとする。明日までに仕上げなければならない仕事がある。それなのに、ついつい別のことをしてしまった。そんなときにでも焦らないのが、正真正銘、好きなことである。

それをして時間が過ぎたときにイライラしたら、それはほんとうの意味で好きなことではない。

話し合わなければならないテーマがあるのに、話題が逸《そ》れてしまうことがある。そのときにイライラすれば、その話題にはほんとうの興味がない。話がずれてもイライラしなければ、そのテーマこそ心から楽しめるテーマである。

人は、自分が楽しい話題のときには、時間がなくなっても焦らない。時間がなくて、しかも相手の話に興味がないのに聞かなければならないから焦るのだ。

寄り道をして焦るとすれば、その寄り道はほんとうに好きな道ではない。

何度もくりかえすが、執着性格の人には好きなものがない。好きなものがないからミカンを取っても後悔、リンゴを取っても後悔。

好きなことがあれば、「アイツをやっつける」ことに意味を感じない。ネット上に他人の悪口を書いているような人が好きなことのない人である。

そんなことに時間を取られるくらいなら、好きなことをして時を過ごそうと思う。

悔しさを乗り越えられる人は、好きなことがある人である。

過去のガラクタを捨てられないのは、不幸なとき。後悔の思い出をつくるような生き方をしているとき。

「あのとき、ああしていればよかった。こんなことやらなければよかった。なぜあんなことをしてしまったのだろう？」

どっちに行っても後悔する。

そういうときは、両方ともに好きなことではない。

執着性格の人が捨てきれないのは、好きなものと嫌いなものとの違いがないからである。

澄んだ水を知らないから濁った水を飲んでしまう

彼らは、人に気に入られることでしか自分の存在を感じられない。

「私は好かれている」と感じるために、自分の要求を出すことを控える。

しかし、じつはその人は好かれていない。ただ都合のいい人間と思われているだけなのである。

生《き》まじめな人はそこを勘違いする。


もし生まれてから毎日曇りだったら、どうなるか。その人は「晴れ」という言葉は知っているが、晴れた日の気分爽快さは体験していない。言葉として「気分は爽快」と知っているだけである。

同じように、もし生まれてから嫌いな人とだけ接していたらどうなるか。好きな人はいないし、じつは嫌いな人もいない。

形がすべて四角なら、四角という概念は生まれない。

生まれてから嫌いな人だけと接している人は、嫌いが当たり前の感情になる。嫌いが日常なのである。だから嫌いという感情も、じつは意識できていない。

晴れの日を体験するから、曇りの日が理解できる。曇りの日しか知らない人は、曇りの日の感情を意識できないだろう。

「あの人と会うのは気が重い」と感情的に理解できる人は、気が重くない人と会っているからである。

気が重い人とだけ会っていれば、気が重いということも理解できない。気が重いというのはこういう感情だと理解できないまま、つねに気が重くなる人と会っている。

生まれてこのかた、接した人はすべて嫌いでもなければ、好きでもない。そういう好き嫌いを知らないまま大人になっている人はけっこういる。

以前、安部公房のあるエッセイで次のようなエピソードを読んだことがある。

ソープランドで働いている若い女性に、本気で好きになった人ができた。そんな自分に耐えられなくなって、しまいにその女性は自殺したという。

彼女は生きることの実存性を理解して、つらさを理解した。

ただ私に言わせれば、その女性には生きる知恵がなかった。

現代人のなかには、嫌いと気がつかないで毎日、嫌いな人と会っている人が多い。

好きな人ができてはじめて、嫌いな人といっしょにいることが耐えられなくなる。好きな人ができなければ、嫌いが何であるかも理解しないで、それに耐えつづけることになる。

みんなが嫌いなら、嫌いな人はいない。

自分の周囲の人すべてを嫌いな人は、自分より惨めな人と会ってほっとする。そして、その人を好きと錯覚する。

澄んだ水を知らなければ、水が濁っていてもわからない。そして濁った水を飲んでお腹を壊す。でも、なぜ腹痛になったのかがわからない。

同じように、嫌いな人と会いながら嫌いと気がつかないで生きている人がいる。そして、なぜだかわからないけれど生きるのがつらい。生きるのがつらいのは、ちょうどお腹を壊した状態である。

好き嫌いをハッキリさせる練習

「自分が嫌い」ということに気がつかないで生きている人がいる。「まわりの人が嫌い」ということに気がつかないで生きている。

じつは「自分が嫌い」ということは、まわりの人すべてが嫌いということである。

しかし、あるときに何かのきっかけでそれに気がつく。

そうすると、その当時つきあっていた人がみんなイヤになる。その当時の自分もイヤになる。

自己嫌悪に陥るかもしれないが、それが竹の節目となって、そこからその人は成長していける。そこから先へ成長していくためには、地道な自己実現の努力をすることである。

つまり、好きなことを見つけることである。

好きなことといっても、たいそうなことではない。「私の天賦《てんぷ》の才能を見つける」などと大げさに考えることではない。

「あの道を散歩するのが好きだ」でいい。「あのお店のラーメンが好きだ」でいい。「隣の家の犬が好きだ」でいい。

また逆に「これはイヤだ」ということを自分がハッキリと意識すればいい。

「あの人は嫌いだ」でいい。

そして、なぜ嫌いかを考えてみる。

「ずうずうしい人だから」でいい。どこがずうずうしいかがわからなくてもいい。「なんとなく」でいい。

うつ病になりやすい人はなんでもない日常生活のなかで、好き嫌いをハッキリさせる練習をすることである。

3 楽しむ力

イヤなことを顕微鏡で見るような生活

うつ病になるような人の心を肉体的にたとえれば、免疫力がないということになるだろう。

エネルギッシュな人は肉体的に免疫力がある。

同じことをしていてもエネルギッシュな人は病気にならないが、うつ病になるような人は病気になる。

うつ病になるような人は、心理的に免疫力がないから何をしてもすぐに憂鬱になる。

そして疲れて体力が落ちている人は、いったん病気になるとなかなか回復しない。

それと同じで、うつ病になるような人は、いったん落ち込むとなかなか回復しない。

うつ病になるような人は楽しいことがない。正確にいえば、楽しいことを体験する能力がない。うつ病の人は楽しむ能力がない。

楽しいことはある。しかし、それを体験しても楽しいと感じられない。

人は楽しいことがあるから、つらいことを乗り越えられる。

それが心理的に健康な人である。

楽しいことがあれば、イヤなことは心の中から消えてしまう。

楽しいことがたくさんあれば、たくさんのイヤなことは心の中から消えてしまう。

楽しいことがあると、心理的にイヤなことに対する免疫力ができてくる。イヤなことがあっても落ち込まなくなる。

楽しいことがいつもあれば、イヤなことはイヤなことではなくなる。

楽しいことがいつもあれば、イヤなことをイヤなことと感じなくなる。楽しいことが嬉しくて、イヤなことに意識がいかない。意識がいかないということは「ない」ということと同じである。

うつ病になるような人は、楽しいことがないから、イヤなことがイヤなことになる。そして些細なイヤなことが、ものすごくイヤなことに感じられる。

楽しいことがないから、イヤなことに意識が集中する。そうしてイヤなことをまるで顕微鏡で見るような状態に陥る。

同じ生活をして、同じことを経験していても、うつ病になるような人にとっては、その生活はイヤなことばかりであり、エネルギッシュな人にとっては何もイヤなことがない生活である。

楽しさを忘れていく

うつ病になるような人は楽しいことがないのではなく、楽しいことを体験する能力がない。

しかし、はじめから楽しいことを体験する能力がなかったわけではない。はじめはふつうの人と同じであっただろう。

執着性格の人も、いろいろなことをしてきた。でも、自分の本性を裏切りつづけた。そしてイヤな体験が多かった。つらいことが多かった。楽しいことが少なかった。

そのために、しだいにイヤなことに気を奪われるようになっていった。楽しいことが少なくなり、しだいに些細なイヤなことが、すごくイヤなことに感じられるようになった。

楽しいことがあっても、イヤなことに気を奪われるようになった。楽しいことに意識がいかなくなった。

先に書いたように、意識がいかないということは「ない」ということである。楽しいことがあっても、それは楽しいことではなくなる。自分の人生にイヤなことしかなくなってくる。

次々とイヤなことが気になりはじめたら、自分はいま楽しいことを感じる能力がないと自覚することである。

同じ生活をしていても、エネルギッシュな人にはイヤなことが「ない」ように、うつ病になるような人には楽しいことが「ない」。

同じものを食べて、同じ人に会って、同じ本を読んで、同じ家に住んで、同じ仕事をして、同じ空を見て、同じ夕陽を見ても、エネルギッシュな人とうつ病になるような人とでは、まったく違った世界に生きている。

一方は楽しいことがどんどんふえていくのに、他方はイヤなことがどんどんふえていく。好循環と悪循環でその差は広がっていく。

山いっぱいに広がる早春の新緑を見ても、エネルギッシュな人とうつ病になるような人とではまったく反応が違う。

エネルギッシュな人なら「わー、きれい。すごーい」と感動する。そして「ホント幸せ」となるだろう。たとえそのときにイヤなことを抱えていても、その感動が心の中でいっぱいになって、イヤなことがイヤなことではなくなってくる。

イヤなことは決して消えてはいないけれども、イヤなことに意識がいっていないから、その人にとってはイヤなことは「ない」も同じなのである。

そうしてさらに楽しいことを感じる能力が増してきて、いよいよイヤなことをイヤなことと感じなくなる。

うつ病になるような人は五月の若葉に何も感じない。その緑を目にしているときも、イヤなことに気を奪われている。いま目の前にある緑に心が反応しない。過去のイヤなことに心は占領されている。

毎日がイヤなことの連続のなかで、いよいよ楽しいことを感じる能力がなくなり、イヤなことを針小棒大《しんしょうぼうだい》に感じるようになる。

「たかがこれだけなのに」と思うことで心が大騒ぎする。欲求不満な人は些細なことで爆発する。

目の前にある塔は低いのに、それを東京タワーだと思っている。昇る過程が苦しいと、少し昇っただけでものすごく昇ったと感じてしまう。

机の上にあるミニチュアの玩具が自分の現実世界だと思ってしまう。

虚像で生きてきているから、現実と接することはつらい。

うつ病になるような人は、とにかくイヤなことで心の中がいっぱいになっている。だから、どうでもいいようなことでも、ちょっとうまくいかないと「もうダメだ」と落ち込んでしまう。

楽しいことで心がいっぱいになれば、イヤなことがあってもそれはイヤではない。

それが執着性格の人にはわからない。執着性格の人は自分の原点を知らない。

憎しみを生きるエネルギーに変える考え方

うつ病になりやすい人の心の底には憎しみの感情が渦巻いている。この憎しみの感情が楽しむ能力を破壊している。積極的に行動する能力を破壊している。

積極的に行動するためには、心の底の憎しみの感情を活用するしかない。

うつ病の人は身体によい食べ物でも、それを食べる食欲がない。

ではどうするか?

これを食べないと「アイツが幸せになる」。そう思えば、食べる気になる。「アイツ」への憎しみの感情を利用する。

うつ病になりやすい人に向かって「これを食べると、あなたが元気になるよ」という言い方では、まず食べない。「そこまでして、まずいものを食べなくてもいい」となってしまう。

もっともエネルギッシュな人は「人のため」という目的で行動できる。

ふつうにエネルギーのある人は「あなた自身のため」と言われるとやる気が出る。

ところが、「あなたのため」と言われてもエネルギーが出ない人がいる。

そういう人がエネルギッシュに活動するためには、どうしたらよいか？　活発に運動するためにはどうしたらよいか？

次のように考える。

ここで運動をしなければ、アイツが幸せになると思って頑張る。

よく恋愛で、彼をもう好きではないけれども「アイツに取られるくらいなら」と別れない人がいる。彼の顔も見たくない。殺したい。でも「別れない」。そういう人がいる。

それと同じで、うつ病になりやすい人には前向きのエネルギーがもはやない。

テレンバッハの言う疑似成長した人も内面の葛藤でエネルギーを奪われてしまう。

エネルギーがないときにはどうでもよいことに悩んでいる。エネルギーがないときの大問題も、エネルギーが出ると小さい問題になってしまう。

前向きの仕事に関心がいっていないと、たとえばビジネスパーソンなどは人事異動のようなことが大きな問題になる。

ビジネスパーソンが小さなことで立ち止まっているときは、次の仕事がないときである。不安な人はいまの仕事に執着する。

次の光がちらっとでも見えると、いま起きているイヤな問題は小さくなってくる。そちらに目がいくと「あれはもういいよ」となってしまう。

エネルギーがないときは光が見えないとき。「あっちに向かおう」という光がないとき。

そういうときには、いままでの生き方を反省してみる。

私の好きな格言に「水を飲みて笑う人あり、錦《にしき》を着て憂《うれ》える人あり」というのがある。

人に見せる生き方はダメ。錦を着る人は、他人に自分の人生を見せている。

水を飲みて笑う人は、自分が好きなことを知っている。原点にあるのは好きの感情。

アメリカの作家マーデンという人の本を読むと、ダーウィンは長年にわたって健康を害し、つねに肉体的な苦痛に苦しんでいたという。妻以外はだれも、彼の苦しみに気づかなかった。

「四十年間、一日として父が健康だった日はありませんでした」と彼の息子は述懐《じゅっかい》している。

けれども、彼は『種の起源』を書くための資料を集めるのに二十年、『人間の由来』には三十年近くの歳月を要したという。

なぜ病弱の彼がそれだけの仕事をできたのか？

それは彼が好きなことをしていたからである。

一億円あってもさびしい人がいる。一万円でも楽しい人がいる。うつ病になりやすい人は前者。小さな「心の幸せ」がない。

一万円で幸せな人もいれば、一億円もって心の葛藤に苦しんでいる人もいる。

一〇〇万円手に入ってつまらない人もいれば、一万円のボーナスに喜ぶ人もいる。

うつ病になりやすい人は「死にたい」と言う。それは「幸せにしてくれ」という叫びである。「甘えたい」という叫びである。「私の気持ちをくんでくれ」という叫びである。

「幸せにしてくれ」という叫びはカッコ悪い。

うつ病になりやすい人は紳士ぶって、それでいて甘えたい。「甘えさせてくれ」と言えないで「死にたい」とぼやいているのである。

執着性格の人は「紳士をやめられる場所」を探すこと。

第4章

頑張っているのに満たされない

1 ゆとりのない人ほどリラックスできない

ただスケジュールをこなしているだけの毎日

イルゼという女性のうつ病患者を通して、うつ病の人の仕事熱心を考えてみたい。

イルゼは几帳面であった（MELANCHOLIE／『メランコリー』一五二ページ）。

彼女は仕事の量と、正確さという仕事の質の両方を完璧にこなそうとしていた。その両方に固執するあまり結局、最後にはうつに陥っていく。

もし仕事量を減らせていれば、彼女はうつに陥らないですんだだろう。あるいは適当に仕事の正確さを落としていけば、うつにならなかったかもしれない。しかし彼女は、その両方とも捨てられない。そこでうつに陥る。

彼女にはどちらかを断念するという選択ができない。自分の能力に合わせた仕事ができない。そうした判断力と実行力が彼女にはない。彼女がうつに陥った原因はどちらもあきらめ

られなかったことである。

メランコリー親和型の人は、順調に仕事をこなしているときでも仕事を楽しんでいない。スケジュールどおりこなして仕事は処理されても、仕事中の感情が処理されないで心の中に残っている。

仕事をしているときに、怒りを感じるとする。その怒りを処理できないまま、その仕事をすませて次の仕事にかかる。午前中の悔しい感情を残したまま、昼食をすませてまた午後の仕事にとりかかる。

メランコリー親和型の人の場合、朝起きて、まずはラジオ体操をして、歯を磨いて、と次々にスケジュールを消化していく感じがある。ラジオ体操を楽しむこともなければ、食事を楽しむこともない。

もし彼女がヨットをもっていても、ヨットを楽しめない。海に行けば海に行ったで、船の整頓《せいとん》をして、船体を洗って、帆をしまって、とスケジュールにしたがって行動していくが、肝心の海を楽しめていない。

メランコリー親和型の人は仕事をどれだけしても、達成感とか真の満足感がない。次々とただスケジュールをこなしているような毎日である。

楽しんでいないから「あれ」も「これ」もと欲張りになる

イルゼは「仕事を正確にこなす」ことに喜びを感じていない。仕事に満足していない。規範意識で仕事をしているだけである。

彼女は仕事を楽しんでいないから、仕事の正確さと仕事の量の板ばさみになっていくのである。

なぜ彼女はそこまで欲張りなのか。それは、そもそも彼女が仕事を楽しんでいないからである。仕事を楽しんでいないから「あれ」も「これ」もというようになるのである。

さらに、彼女には目的がないから「あれ」も「これ」もなのである。

私自身のことをいえば、自分がテレンバッハの言うメランコリー親和型の人に似ているところがあると感じるが、「自分はメランコリー患者にはならないな」と思っている。

それは次のようなことからである。

私は仕事の量は多いほうである。仕事の量への要求は高い。しかし仕事の正確さへの要求は、それほど高くしないようにしている。それをすると板ばさみになって、うつ病になると思っているからである。

原稿を執筆するのでも、同じ文章を何度も何度も書きなおして、意味の正確さにことさら万全を期すことに時間をあまり使わない。いくつかの文章を違ったかたちで書けば、それらをまとめて正確な意味は伝わるだろうと、ある意味で安心している。

その点にエネルギーを使いすぎて、肝心の自分のアイディアを活かせなくなることは避けている。つねに優先順位の一位は自分のアイディアである。

けれどもメランコリー親和型の人には、自分の性格に合わせた仕事の優先順位がない。先に「目的がないから『あれ』も『これ』もなのである」と書いた。人は目的があるからこそ「あれ」も「これ」もとはならない。

たとえば私の場合、とにかくこれだけの内容を書こうという目的がしっかりとある。とにかく自分のいま思っていることを伝えるという目的がある。そのためには犠牲にできないことと、犠牲にできることがある。

目的に照らして「これは犠牲にできない」「これは犠牲にできる」と振り分けられる。目的がなければ、どれを断念して、どれを断念できないかという基準がつくれない。

これを犠牲にしたのでは、そもそも書くことの意味がないというものがある。それに対して目的を達成するためには、こちらは断念しても致し方ないというものがある。「目的の達成」と「こちらは断念」の選択ができる。

目的がなければ、「こちらは断念」とはいかない。すると、イルゼのように「あれ」も「これ」もとなってしまう。

部屋が片づいていないと気になってしょうがない

うつ病患者のイルゼは妊娠四カ月のときに、強迫症が現れた。彼女はそれまでよりも頻繁《ひんぱん》にタンスを整理するようになった。

イルゼは極端なくらいタンスを整理する。しまいには、洋服の一つひとつを決まった位置に正確にそろえようとする（MELANCHOLIE／『メランコリー』一五二ページ）。おそらくそうしていないと、彼女はイライラするのだろう。気がすまないのである。

ところが自分の部屋とかタンス以外であれば、彼女は同じことをしないだろう。他人のものは粗雑《そざつ》に扱うにちがいない。

彼女はとうとうタンスの整理にとりつかれてしまって、別の仕事を始めてもタンスのことが頭から離れなくなった。

しかし彼女は決してタンスの整理を楽しんでいるわけではないだろう。「明日はこの服を着ようか」とわくわくしながらタンスを整理しているわけではないはずだ。

彼女はタンスを整理することで生きているのである。

人と気持ちがふれることに生きがいを見いだしているわけではない。彼女は日々変化して成長しているわけではない。

メランコリー親和型の人は、部屋がいつもきちんと整理整頓されていないと気持ちが落ち着かない。だからリラックスできない。

ゆとりのない人はリラックスする必要があるのだが、皮肉なことに、ゆとりのない人ほどリラックスできない。リラックスを必要としている人にかぎってリラックスできないという矛盾があるといってもいいかもしれない。

彼らには「だらしないこと」と「リラックス」との違いがわからない。

目的がわかっている人はリラックスできる。しかし目的がわからない人が、同じことをしても「だらしがない」感じになる。

メランコリー親和型の人は、たとえ、だらしない格好をしていても気持ちが落ち着くようになると、リラックスできるようになる。

いつもと違うと不安

先に述べたように、彼女は妊娠四カ月で強迫症が現れた。それは彼女が妊娠して不安になったからだろう。メランコリー親和型の人は起きてしまった変化に弱い。自分がまともに子どもを産めなかったらどうしよう、夫に嫌われたらどうしよう……。彼女はいろいろな変化に対応できないで心配していたにちがいない。

彼女が唯一対応できたのが、タンスの整理だったのではないだろうか。彼女はきっとタンスの整理をしていると安心できたのである。きちんとしていれば夫に嫌われないと思っていたのである。

彼女は他人への対応も、自分の心の中にある不安への対応もまるでできない。どうしたらいいかわからない。

「きれい」とか「清潔」とかでしか変化に対応できないのである。

彼女のような人は、朝食がトーストとあらかじめ決めていると、いざパンがないとパニックになる。あるいは、その日は風邪で胃の調子が悪くても、トーストを食べようとする。

外出するときにはいつも、ハンカチとティッシュと財布をセットにしてもっていたとする。

ハンカチを忘れるとパニックになる。ティッシュを代わりに使えばいいのに、いつもと違うとパニックになる。

おそらくメランコリー親和型の人も、はじめは何かしたいことがあったのである。たとえば政治家になりたいと思った。しかし政治家になる方法がわからない。そして自分には無理だとあきらめた。そして一日十二時間、ただただ黙々と働くようになった。

メランコリー親和型の人の場合、自分の望みをかなえる方法がわからないから、エネルギーが本来のところに向いていない。

そのうちに目的もわからなくなって、その不安を消すために、ただただ働いているだけのつらい毎日になった。

2

何もする気が起きなくなる負のプロセス

決められたこと以外はものすごく億劫

人は、決められたことや慣れたことをするのには、それほどのエネルギーを必要としない。しかし慣れないことや、はじめてのことをするのには、ふつうの人でもエネルギーを必要とする。

だからふつうの人でも「そうしたほうがいい」と心ではわかっていても、「このへんでいいや」と慣れたことですませてしまう。

いわんやメランコリー親和型の人にしてみれば、慣れないこと、はじめてのことをするのにはものすごいエネルギーがいる。

慣れないことをするのはものすごく億劫なのである。メランコリー親和型の人の根本にある気分が臆病であるというのは、心理的に健康で活動的な人にはなかなか理解できない。

心理的に健康で活動的な人は、メランコリー親和型の人が何かにめんどうくさがると「どうしてそれをしないのだろう?」と不思議がる。「そんなこと、ぶつぶつ文句を言ってないで、さっさとすませてしまえばいいのに」とか、「嘆いていないで、どんどん行動すればいいではないか」と思ってしまう。

「嘆いていたって仕方ないでしょ」と言う。それはそのとおりで、嘆いていたってどうにかなるものでもない。

しかし心理的に健康な人には想像することもできないほどつらいのが、メランコリー親和型の人の感じる億劫なのである。

知らない人を訪ねていくのが億劫。それどころか、見知らぬ人に電話をするのが億劫。慣れない場所で自分から行動を起こすことが億劫、知らないところで困難を解決するためにいつもとは違う行動を始めることが億劫、見知らぬところに行ってはじめての手続きをするのが億劫、見知らぬ土地で人に聞きながら生活していくことが億劫……。

キリがないほどの億劫にとりつかれている。

メランコリー親和型の人は、決められた日常で決められたことを毎日毎日くりかえしているほうが心理的に楽なのである。その慣れた決められたこと以外をするのは、ものすごく億劫なのである。

メランコリー親和型の人が困難を解決するための行動をすぐに起こさないのは、その行動が日常的な決められた行動ではないからである。

一つひとつが新しいはじめての行動である。困難を解決していくためには、日常的なルーティンはひとつもない。

新しいことに挑戦するのも、日常的なルーティンワークとは違う行動をとることである。みんなはじめての慣れない行動をすることである。新しいことに挑戦するのが自分の人生を実り豊かにすると頭ではわかっていても、それができない。

メランコリー親和型の人は、午後に何か慣れないことをしなければならないとすると、朝から憂鬱でしょうがない。それが些細なことであっても心が重い。午後にだれか未知の人が家を訪ねてくるとか、午後にだれか知らない人の家を訪ねなければならないとなると、それだけで朝から心が重い。前日からそのことが心に引っかかって気持ちが晴れない。いつも行っているところではなく、新しいところを訪ねるのが億劫なのである。

不登校の子どもの気持ち

不登校の子どもを立ちなおらせるための施設が厳しい教育をして、そこに預けられた子どもを殺してしまったという痛ましい事件が大きく報道されたことがあった。

私はくわしい事情を知らないが、ひとつ考えられることは、子どもの億劫さを理解できていなかったということである。「どうしてしないのだ」と考える活動的な人の目から、子どものどうしようもない億劫さを単純な「甘え」ととらえてしまった悲劇ではないだろうか。

メランコリー親和型の人の億劫さに加えて、神経症になった人の無気力、さらに逃避不可能な不快な体験をした人の絶望感、それらがさまざまな複合体を形成して、子どもは「何もする気にならない」人間になってしまっている。

それなのに、ただ厳しくして活動させようとしても無理である。殺すまで厳しくしても億劫な気持ちがなくなるものではない。

大切なことは、まずはその人の心を正しく理解することである。そしてそれに対応した生活を許してあげるほかに、その気持ちを治していく方法はないだろう。

私のところにもよく親が相談に来る。たいていは子どもの性格や過去の体験を理解していなくて、「親にとって都合のよい活動的な子ども」をつくろうとしている。

躁うつ病者の精神分析を行った最初の人であるアーブラハムが指摘するような、「まったく定められた、きちんと型にはまった状況のもとでしか生きていけないような、神経症的な官吏《かんり》タイプの人」(MELANCHOLIE／『メランコリー』一二六ページ)に、それ以上の生活を望むことが間違っているのである。性格に合った生活を許してあげないことが、ますますその子を「めんどうくさがりで何もしない」人間にしてしまう。

何のために仕事をしているのかがわからない

先に紹介したうつ病患者イルゼは「仕事を正確にしようという欲求につきまとわれていた反面、億劫がそれを妨げていたため、この状態は非常につらいものだった」(MELANCHOLIE／『メランコリー』一五二ページ)。

彼女は生きることの基本を知らない。

彼女の毎日には節目がない。心の生産性がない。心の中で積み上げていくものがない。だから億劫なのである。

もし彼女が仕事に喜びを感じ、仕事に満足していたら億劫にはならないし、リラックスできるし、仕事を休めただろうし、そのときの状態がつらいものとは感じなかっただろう。

もし毎日、朝起きたら石を運び、夜になったら寝て、また朝が来て石を運び、夜には同じ場所に帰ってくるというサイクルが続いたらどうなるか。

「何のために石を運ぶか」を知らされずに毎日続けていたら、いつしか石を運ぶのが億劫になるだろう。「何のために石を運ぶか」という目的をはっきりと自覚してはじめて毎日に張り合いが生まれる。

もし石を運んでいけば、そこで好きな人に会えるというならば、石を運ぶのが億劫にはならない。もしかしたら、オシャレをして石をもっていくかもしれない。けれども、そこにはだれもいない。だから石をもっていくのが億劫になるのである。

イルゼが仕事を休めなかったのは、仕事に喜びを感じていたからでは決してなく、ほかにすることがなかったからである。ほかに不安から逃れる術がなかったからである。仕事を辞めることが、そのまま不安に直面することであったから、彼女は「仕事を正確にしようという欲求につきまとわれていた」のである。

仕事とか勉強というのは逃げの口実としては最高である。自分の弱みを見せないためには、仕事とか勉強は都合がいい。生きる基本を知らない人は、どうしても仕事や勉強に逃げがちになる。

彼女もそうである。しかし、もはや心身ともにストレスで疲労困憊《こんぱい》して身動きがとれなかった。それが億劫な状態である。

何をするのもめんどうなときには、いろいろな意味で心理的に消耗し尽くされているのである。肉体的にはまったく動いていないように見えても、ストレスや不安で心は疲れ果てている。

疲れても休めないのは、くりかえすが、第一には不安からである。

イルゼは仕事に逃げていたのである。「仕事がちゃんとできなかったという負い目を感じています」と述べているが、それは子育てができない言い訳が仕事だったからである。

そして第二には仕事をどんなにしても、そのあとに「仕事をした」という達成感がないからである。

自分は「やるだけのことをやった」という達成感がない。それがあれば消耗したときには休めたはずである。

3 自分の存在意義が欲しい

成績をよくすることが目的

あらためて考えてみよう。

うつ病になりやすい人の基本的特徴のひとつは几帳面である。そしてもうひとつは、仕事に対する質量ともに高い要求水準である。

メランコリー親和型の人の「几帳面さと表裏一体をなしているのが、自己の仕事に対する過度に高い要求水準である」(MELANCHOLIE／『メランコリー』一四二ページ)。

その根底にあるのが、彼らの無意識の世界における不安な緊張状態ではないだろうか。

今日一日食べるものがあればよい。心が落ち着いていれば、そう考えられる。

彼らは不安だから、なかなかそうは考えられない。

仕事への要求水準が過度に高いのは、仕事がまさに「自分」そのものだからである。仕事は自分が生きている証なのである。仕事という殻に自分が閉じ込められている。

メランコリー親和型の人は自己不在だから、生きている証が欲しい。そこでどうしても仕事への要求水準が過度に高くなる。

だからといって、メランコリー親和型の人が仕事好きというわけではない。むしろ仕事は嫌いといったほうがいいかもしれない。

何をしていても楽しくない。

メランコリー親和型の人は、仕事の量と質において自分への要求が高すぎる。仕事の量も減らせないし、質も落とせないと考えてしまう。

前にも述べたように、それは目的がないからである。それはある意味では「自分がない」ともいえる。

免許マニアとか、資格マニアと呼ばれる人がいるが、こうした人たちも資格が「自分」になっている。

つまり仕事が自分の存在証明であり、仕事が自分の人生の足跡なのである。

これをしているのも自分、失敗するのも自分というように考えられない。

社会的に見て仕事に臨む姿勢は「こうあることが望ましい」というものがあるのは確かだ

が、現実の自分にできることとは何かという視点が彼らにはないということである。

他人がするのではなく、自分がする仕事である。だから「これでは自分にはできない」とか「こうすれば自分にもできる」ということがあっていい。

しかし自己不在で、状況判断ができないのが、メランコリー親和型や執着性格の人など、うつ病になりやすい人の基本的な特徴である。

「几帳面さと表裏一体となっている、仕事への過度に高い要求水準」のひとつの原因は、いま述べた自己不在である。

二つめは、している仕事が好きではないということである。

例をあげれば、勉強がおもしろくてやっている人ではなく、成績をよくすることだけを考えている人である。自分のない人はこうなりやすい。だから「身体を壊して病院に入るくらい頑張った」ということに安心する。

だいたい、おいしいお饅頭を食べるのに「一生懸命に頑張る」とは言わない。「一生懸命に頑張る」のは、たいてい嫌いなことである。

メランコリー親和型の人は「一生懸命に頑張って」仕事をしているのである。そこが彼らの問題である。

欲求達成タイプと価値達成タイプ

もしある本を読んでいて、まわりが「すごいね」と言ってくれたとする。その日は一〇ページ読んだ。

ところが、その次の日に二ページしか読めなかったらどうなるか。まわりからの低い評価が怖い。そこで「もっと読もう」とするのではないか。つまり、その本を読む量の要求水準は高くなる。

「この本が好き」だから読んでいたとしたらどうだろう。自分に対する過度の要求にはならない。読むのが楽しいのだから。そのときそのときに読める量で満足する。

この薬を飲むと健康になると言われた。しかしその薬はひどく苦《にが》くて飲むのがつらい。それでも、昨日は「これだけ」の量を飲んだ。だから今日も「これだけ」の量を減らすことが怖い。いつかはそれだけの量を飲めなくなるのを知っているとすれば、なおさら怖い。

このような思考過程が日本人の勤勉な仕事ぶりの根底にあるのかもしれない。よく働き、仕事の質もいいが、人まねで独創的ではないという批判の原因である。

私も若いころにストレスが強くなることがあったが、いつも苦しくなると、「ただ息をしていればいい」「ムダな時間を過ごしてもいい」「寝られなくてもいい」「人の好意に甘えてもいい」などと自分に言い聞かせるようにしていた。要するに「生きてさえいればいい」と自分に言い聞かせていたのである。

メランコリー親和型の人は、今日一日を燃え尽きないで過ごせたということだけに満足していい。それだけでもすばらしいことなのである。やり残した仕事の量など、とりあえずは気にしなくていい。

燃え尽きることを考えたら、少々の仕事をやり残したくらいどうということはない。燃え尽きたら、そこでおしまいである。

また、「人の好意に甘えてもいい」と自分に言い聞かせればよいのは、メランコリー親和型の人ほど、人に借りをつくりたくないという願望が強すぎて、人に甘えることができないからである。

人を分類するうえで、欲求達成のタイプと価値達成のタイプに分けることがある。「欲求達成のタイプでは活動それ自体が達成の喜びよりも重要である」（MELANCHOLIE／『メランコリー』一四三ページ）。それに対して「価値達成のタイプでは達成された成果を意識的に評価することに重きがおかれる」（MELANCHOLIE／『メランコリー』一四三ページ）。

そして、価値達成タイプと躁うつ病の親和性が明らかに高いという。

あまりにも結果が大切なときにはエネルギーが消耗して、価値達成が重大なプレッシャーになる。すなわち、うつ病になりやすい。

価値達成タイプの人はもともとエネルギーがない。価値達成タイプは「美しい」という感覚がない。

生きるエネルギーのない人ほど世間の目が気になる。

身体的に障害をもつ人が草鞋《わらじ》をつくっている様子がテレビで紹介されていた。その人は「世間は不幸せと思うけど、こんな幸せはない」と言っていた。

「この草鞋をつくれる」という喜び。それを幸せと言える人にはエネルギーがある。欲求達成タイプである。夜明けに「この朝日を見られるのが幸せ」と思える人が欲求達成タイプの人である。

価値達成タイプは、そこにいるということが幸せにはならない。

朝日は心の傷を癒してくれない。憎しみのある人には名誉だけが心の傷を癒してくれる。

心の傷を受けた人は、その傷を癒すために生きつづける。それは生きているということではない。

幼くして生きることは止まっている。

執着性格の人は、心の傷を癒そうとする過程でどんどん傷を深めていってしまう。

数をこなすことが生きがい

「仕事の量と質において自分への要求が大きすぎる」第三の原因は、それが虚しさから逃避するための仕事だからである。

簡単にいうと「自分への要求が大きすぎる」のは、本人の心の虚しさを表している。彼らにとって人生そのものが虚しいのである。毎日生きていることがつまらない。

そこで生きている虚しさを仕事で穴埋めしているようなものである。

とにかく心の虚しさから目を逸らすために働く。しかし、仕事をどんなにしても決して虚しさは消えない。

仕事の量で自分という存在を感じようとしている。しかし仕事の達成感、満足感はない。

仕事そのものに対する達成感、満足感がないから仕事の量を多くすることで満足しようとする。しかし、やってもやっても「やった」という達成感はない。

失恋のつらさを忘れようとして酒を飲む人がいるが、それと同じように執着性格の人は、仕事で心の奥底にあるつらいことを忘れようとしている。

かつて、失恋して酒をあおっている女を歌った『女心の唄』という曲に、「さめてなおます胸の傷」という一節があった。

メランコリー親和型の人の場合には、それと同じで、仕事が終わってもなお虚しさが残るから、すぐに次の仕事をしないといられないのである。

他人の舞台を借りて演技していると虚しいのに、それを認めたくない。そこで必死に演技を続ける。つらさも忘れたいが、時も忘れたい。仕事への要求水準が過度に高くならざるをえない。

作物をつくるのが嫌い。でも、心の落ち着く家がないから、いつも畑にいる。ほうれん草をトラックいっぱいつくる。次にキャベツをまたトラックいっぱいつくる。そうしてどんどん作物をつくっていく。好きでもないのに。手伝ってくれた人のことなど覚えていない。

それに対して、まず土地を肥沃《ひよく》にするのにじっくりと年月をかける人がいる。囲炉裏《いろり》に当たりながら今年は何をつくろうかなあと考える。「去年はキュウリをつくっておいしかったなー」と思う。「今年はトマトをつくろうかなー」と思いを馳《は》せる。つくるのが楽しみでしようがない。

メランコリー親和型や執着性格の人は、本を書いても書いても満たされない作家のようなものである。

人を「あっと言わせる」ものを書こうとすれば書けるかもしれないが、書いたあとの満足感はまったくない。「この本ができてよかったー」という満足感、達成感が感じられない。

そこで数をこなすだけになる。それは仕事を「仕上げた」というだけの満足感であって、仕事の内容に対する満足感ではない。過程の満足ではなく、終わったという結果に対する満足である。だから仕事をやり残せないのである。

それだけ「仕事の量と質において自分への要求が大きすぎる」ようになってしまうのは、虚しさから逃げているばかりではなく、おそらくもうひとつ理由があるような気がする。

それは何か事件が起きることを恐れて、それを避けようとしているからである。

ペースメーカーを入れている。それが止まったら怖い。それを忘れるために働く。

友だちと話をする。ふと、かつての地震を思い出した。地震が来るのが怖い。そこでそれを忘れるために話に夢中になろうとする。

つまりメランコリー親和型や執着性格の人などうつ病になりやすい人の仕事の量が多くなるのは、仕事で何かを忘れたいからである。

じつは仕事ははかどっていない

うつ病になるような人は仕事をいくらしても不安でしょうがない。それは基本的な愛情欲求が満たされていないから。

ほんとうは、おにぎり一個のなかに満足がある。愛情欲求が満たされていれば。満足する心の中に「自分の世界」がある。

執着性格にせよ、メランコリー親和型にせよ、うつ病になるような人の共通点、それは自分の世界をもっていないこと。

彼らは生き方を何も知らないのである。「それでよくここまで生きてきた」としか言いようがない。

うつ病になりやすい人は、南極のことを何も知らないで南極に行った人のようなものである。アザラシをどう食べるかを知らない。アザラシからどう毛皮をつくるかを知らない。

メランコリー親和型や執着性格の農夫は、決められた畑のなかですべてを獲ろうとする。もっともっと獲ろうとする。そうなるとちょっとでも間違えたらたいへんである。一粒の種でも間違えたら大問題になる。

そうなったら畑仕事など楽しくない。

テレンバッハの『メランコリー』のなかには、「あまりたくさんのことをしすぎて、くたくたになってしまう」（同書一四九ページ）という患者の話が出てくる。

それほど働いていてもメランコリー親和型の人の仕事量は、結果としては、じつはそんなにすごいものではないのではなかろうか。仕事ができる人ほど、案外きちんと休息をとっているものだ。

メランコリー親和型の人は過労に陥るほど働いても、最後は期待どおりの成果があがらない。

「しかも患者は、十分な仕事量をこなさないと満足できない――働きすぎも、仕事量の低下も、両方とも患者をすぐに『くよくよさせて』しまう。これは危険な悪循環である」（MELANCHOLIE／『メランコリー』一四九ページ）

疲れるとふつうは、仕事を離れて休息をとろうとする。しかし仕事が十分にこなせていないと満足できないから、休息していても気が気ではない。結局、休息していても休息にはならない。

仕事から離れているあいだは、時間をムダにしたように感じて焦る。

そして、自分はどうしてこんなに仕事ができないのだろうと嘆き苦しみ、「くよくよ」と悩む。くよくよ悩んでいても仕事は進まないわけだから、時間の経過とともに、いよいよ焦る。

つまり、十分な仕事をこなさないと満足できない人が、休息中は十分どころか、いっさい仕事がはかどらないのだから、ひどく焦り、悩む。まさにテレンバッハが指摘するとおり悪循環に陥る。

ライオンはライオンのようにしか生きられない。人間も人間のようにしか生きられない。

いつまでも続く悪循環

これとまったく逆なのが、現実に仕事をこなしている人ではないだろうか。

カーネギーの本によると、ロックフェラー一世は毎日、午後に三十分の昼寝をする習慣があったという。そしてそれこそが、彼にあれだけの仕事を成就させた原動力だったというのである。

いまだかつて世界が見たこともないような財産を築きあげたロックフェラー。それにはもちろん彼の素質があるが、もうひとつの理由は彼の昼寝であるという（Dale Carnegie, How to Stop Worrying and Start Living, Pocket Books New York, 1944, pp.206-207）。

エジソンについても同じである。

メランコリー親和型や執着性格の人は、いまこの瞬間に成果が欲しい。いまこの場で成果をあげないと気がすまない。じっくりと時間を待てない。

何かをためておくことができない。そのときそのときの成果を、その場その場で確認できないと気がすまない。

焦りがあるから、とにかくすぐに結果が出ないとおもしろくない。

競争心がある。打算で陰気。

無理をして焦って勉強しているのが、麻薬を飲んでいるのと同じであることがわかっていない。

質量ともに無理をして仕事をしている人は、お金に困って高金利で闇金融に助けを求める会社と同じことをしている。闇金融にお金を借りに行けば、すぐにでも貸してくれる。お金を借りにきた人に、貸すほうは「借りないほうがいい」などと説教はしない。

空気清浄機を使っても、機械のうしろからゴミを撒《ま》き散らしていれば清浄していないのと同じ。

車が壊れていても、とにかくいま走ってほしい。修理しようとしない。完全に動かなくなるまで走りつづける。

そして最後は燃え尽き症候群になったり、うつ病になったり、ノイローゼになったりする。当然である。

彼らはいまを勝負している。まずは○を一にすることから始めればいいのに、いきなり一○○にしようとするから、きつい。

うつ病になりやすい人は、どぶ川にいるようなものである。どうなっても快適ではない。好きでもないことは、一番になってもビリになっても同じ苦しみ。有名大企業に入っても苦しい。入れなくても苦しい。

大学の入試が終わっても歓喜がない。

これでは生きていて楽しみがなくなる。

彼らは小さなことを大きな喜びにできない。そういう行動がとれない。

エネルギッシュな人は小さなことを大きな喜びにする。

エネルギッシュな人が朝六時に起きる。すると、「すごく元気な証拠だな」と前向きに思える。

うつ病になりやすい人は、眠れないと「眠らなければ、眠らなければ」と焦りはじめる。そして「自分は不眠症ではないか」と悩み出す。

エネルギッシュな人は、「眠れなくても横になれるだけ幸せだ」と思える。

うつ病になりやすい人は、エネルギーがないと不安になる。不安だとエネルギーがなくなる。まさに悪循環である。

4 思い込みがストレスになる恐怖

村長に選ばれて自殺した人

イエーデスハイムという村の村長に選出された人が、自分にはその能力がないと悲観して自殺した。次はそれを伝える新聞記事である。

「しかし彼は教会へは行かず、付近を通っている鉄道の線路上に身を横たえて、まもなくそこを通過した汽車に轢《ひ》かれた。

彼が自殺を決意した動機は、後から推測されるところによると以下の通りである。彼はふだんから非常に尊敬されている人であったが、自分に与えられた職務を果たす能力がないものと思いこんでいた。その土地の学校の教師は、できる限りの助力をしようと申し出ていたのであるが、彼はこのことが苦になって、胸がいっぱいになり、夜間安眠できなかったのである」（MELANCHOLIE／『メランコリー』二一九ページ）。

もしこの村長がメランコリー親和型の人でなければ、村長になるのが「苦になって、胸がいっぱいに」なることではなく、「楽しいこと」になっていたかもしれない。メランコリー親和型の人は、楽しいこと、嬉しいことでも、難しく考えて苦にしてしまう。

彼らの一生は苦に満ちているようである。実際、彼らは人生を苦しんで生きている。人生がいかに苦しいかを切々と語る。自分がいかに苦しいかを訴える。

しかしそれは、彼らの人生そのものがほかの人にくらべて、事実として不運に満ちているというわけではない。彼ら自身が本来ならば楽しいことを、特有の几帳面さや歪《ゆが》んで過剰になった良心によって苦しいものにしてしまうのである。

彼らは「そんなふうに考えるから苦しくなるのだ」と言いたくなるような考え方をしてしまう。彼らの堅苦しくて融通のきかない規範意識を通過したら、すべてが苦しいことになってしまうだろう。

未来の可能性に自分を開けない

正直なところ、私自身も若いころから「自分の人生は苦汁《くじゅう》に満ちている」と信じていた。実際、苦しみに苦しんだ。真剣に自殺を考えたことも何度かある。

この村長さんのように苦しみで胸がいっぱいになり、夜も安眠できなかった。「どうして生きることはこれほど苦しいのだろう」と嘆き悲しんだ。「この胸の苦しみを持ち去ってくれ」と何度も叫んだ。

私の若いころの日記には、そのような言葉がこれでもかこれでもかと並んでいる。

いまになって考えてみれば、私の人生がほかの人とくらべて特別に苦しみに満ちていたわけではない。しかし私は、おそらくほかのふつうの人よりもはるかに苦しんだと思う。

私は生きるのがほんとうに苦しかった。けれどもそれは、ふつうなら楽しいこと、なんでもないことをすべて、自分の性格から地獄の苦しみに変えてしまっていただけなのである。

そんなに深刻に考えなくてもいいことを、自分のなかで堅苦しく考えて、なんでもないことをものすごい苦しみに変えていた。

そのことに気がつくまでに、私はどれだけ苦しんだかわからない。

この村長さんも、みんなに助けてもらって楽しく自分の仕事をして、いずれは幸せだと感じられる人生を送れたはずなのである。天寿をまっとうして死んでから「あの人も幸せ者だ。いい友人をたくさんもって、いい仕事に恵まれて」と、みんなから懐かしがられる一生を送ろうと思えば送れたのである。

彼が苦しみから自殺したのは、彼のメランコリー親和型的な性格のためである。

安心して自分を未来に向かって開くこと。これが村長さんにはできなかった。心配することにエネルギーを使って、仕事そのものにエネルギーを使わなかった。可能性に向かって自分を開くこと。これがメランコリー親和型の人にはできない。

「自分にはできない」と決め込むことで、未来から自分を閉ざしてしまう。

メランコリー親和型の人はつねに義務感で行動し、原則によって行動し、他人の期待によって行動し、そして絶え間なく働いている。

「原則によって行動する」とは、状況に適応していないということである。麻薬だって手術のときには役に立つ。明るいことがよいことだといっても、お葬式にはふさわしくない。

また、人は「他人の期待によって行動する」ことで疲れてしまう。

相手が自分をどう思うか。それを気にしすぎるとエネルギーを消耗する。力がなくなる。

いつも人の機嫌ばかりをとる生き方は疲れてしまう。

そういう人は、本人は意識していないが、心の底に憎しみの感情をもっている。

相手が嫌いなときに、そうして悩む。相手が自分を嫌いだと思う。そこで相手が気になる存在になる。

そして「絶え間なく働いている」のは、つねに満たされていないということである。生きていることと、騒いでいることとは違う。

勝手な思い込みで自分を縛っている

彼らは「自分にはできない」とはじめから決め込んでいる。自分を決め込むだけではなく、相手をも決め込んでしまう。自分も相手も、ある勝手な秩序のなかに閉じ込めようとするのである。

テレンバッハの『メランコリー』のなかで、精神科医のアルフレッド・クラウスの説が次のように述べられている。孫引きになるが引用させてもらう（同書二一八ページ）。

「仕事の世界を受け身的に生きる習性のために、そのような人は自分の現存在や役割の営みの限界内で、既成の自己にしがみついている」

つまり、メランコリー親和型の人は夢をもてない。彼らは「自分はこうだ」と決めたら、決してそれを超える可能性を信じようとしない。

難しくいえば、存在の同一性に固執する。それ以外のことが出てきたときには「そんなことは自分には無理だ」と決め込む。

実際にはたいへんではないのだが、本人がたいへんだと感じてしまう。「他人からの期待」についても同じである。他人はそれほどその人にいろいろと要求していないのに、要求されていると感じてしまう。

そして、先の村長さんのように「自分の能力を超えている」と勝手に思う。おそらく「村長とはこうでなければいけない」という観念が先にあって、現実の村長の仕事を見ていないのだろう。

現実の村長の仕事ができるかできないかではなく、彼が頭の中で勝手に思い込んだ「村長の仕事、村長の能力」に自分がふさわしいかどうかを考えたのである。

現実の村長の仕事に目を向け、実際にやってみれば、彼は楽しい職業生活を送れたかもしれない。

しかし頭の中で勝手につくりあげた村長の資質が自分には欠けていると、一人で勝手に思った。そして自殺した。

現実を見れば、何も思い悩むことなどなかったかもしれない。「村長になる人は、かくかくしかじかでなければいけない」と自分の頭の中で思い込んだところに、彼の自殺の原因はあったのである。

現実を見ないで生きる人には、手も足もあるけれど、それが生きるための役に立っていない。

そして自殺する人は「あと一年生きられれば」という目標がない。「ここまで生き延びれば」という目標があると生きようとする。「秋まで生き延びられれば、きっと楽しみがある」と信じることができなければ、秋まで生き延びられない。

みずから生み出したストレス

病気ひとつとってみても、その人がどのくらい苦しむかは性格によってまったく違う。病気そのものに苦しむ以上に、人はそれに付随することに苦しむ。たとえば病気のあいだ、仕事ができないことに思い悩む人がいる。

メランコリー親和型の人にでもなれば、さらにその病気を深刻に考えすぎて桁はずれに苦しむ。たとえば『メランコリー』に出ている症例（同書一八五ページ）でいえば、次のような人がいる。

彼女は几帳面で、朝に計画したことは必ずすませてしまわないと気持ちが悪いという。そんな彼女が、お腹の右側に鈍痛《どんつう》を感じた。それでも仕事を休まない。そして痛みが慢性的になると、自分はガンに罹《かか》っていると思い込んだ。

食欲がなくなり、やせてきて、黄疸《おうだん》が起こって結局、入院する。そして彼女は自分のガンを確信する。自分はよくならないと一人で勝手に思い込む。そこへ別の心配が生じてくる。夫や子どものことである。

自分はよくならないと確信する人もいるが、入院すると安心して医者にまかせる人もいる。よくならないと確信するこの女性のような人もいれば、希望をもつ人もいる。

この女性患者自身、ほかの人なら「問題にもしないようなことでも、とてもまじめに考えてしまうのです」（MELANCHOLIE／『メランコリー』一八六ページ）と述べている。

まじめに考えるといえば聞こえはよいが、臆病すぎるといったほうがいいのだろう。メランコリー親和型の人のかなり多くを高血圧患者が占めるという（MELANCHOLIE／『メランコリー』一八七ページ）。私の推測では、几帳面さからくるストレスが原因のひとつではないかと思う。

問題にする必要のないようなことにストレスを感じる。事実がストレスに満ちているのではなく、その人が些細なことにストレスを感じているだけである。

「身体的な病気は単にそれ自体で危機的な重大事なのではなく、むしろ病気にかかった人がそれによって自分のしがみついている秩序の実現から引き離されるということが決定的に重大事なのだ、ということが想定される」（MELANCHOLIE／『メランコリー』一八七ページ）とテレンバッハは述べている。

妊娠した女性についても同じことがいえるだろう。子どもが生まれてくるという希望に目を向ける人もいれば、子どもが生まれてくるという負担に目を向ける人もいる。

楽しいことや夢さえも、うつ病になりやすい人の性格を通すと、つらいことになってしまう。

神経症者が仕事をするときは、自分の傷ついた感情を癒すため。あるいは感情を満足させるため。その感情とはおもに「愛されたい、認めてもらいたい」という気持ちである。

心理的に健康な人たちにとって、仕事はふれあいの場である。

無二の親友のためなら、あるいは無二の親友といっしょなら徹夜したって燃え尽きない。

なぜなら、お互いに心がふれあっているから。

この村長さんも、まわりの人たちと心がふれあっていれば自殺することはなかったのに。

5 復讐するために働くということ

もっとも「驚異的な働き手」

本書の冒頭で書いたように、「何かを忘れたい。なんだかわからないけれど耐えられない。何かを見たくない。そしていつも気が重い」――そういう人には直接攻撃したい対象がある。

しかしそこに攻撃性を向けられない。それが制止されている。

直接攻撃できないのは、エネルギーがないときである。

なぜ直接、本人に言えないのか。

それはその人が嫌いだから。その人が怖いから。

そう思ってしまう人には、いままでの生き方に心理的な見返りがなかった。

「他の攻撃形式への発動性をも増大させる。したがって制止された攻撃を別の対象に置き換えたり、形式を変容して表出させたりする強い傾向がある」(John Dollard, Neal E. Miller,

Leonard W. Doob, O. H. Mowrer, Robert R. Sears, Frustration and Aggression, Yale University Press, 1939／宇津木保訳『欲求不満と暴力』誠信書房、一九五九年、七五ページ）

有名な精神科医カレン・ホルナイは、もっとも「驚異的な働き手」である復讐タイプの人は、働くことで攻撃性を表出していることが明らかだと述べている。

したがって疲れても休めないのだろう。体が疲れても心の中にたまった攻撃性が、その人を活動へと追いやる。攻撃性が仕事というかたちをとって表れている。

休んだら、忘れようとしているものを思い出してしまう。

執着性格も攻撃性が変容した性格だろう。だから強迫的に仕事へと追いやられているのである。

戦国時代なら戦って相手を殺せばいいから、ある意味で心理的に楽である。戦争で攻撃性を解消できた。戦争が仕事だったのだから。

いま、そんな復讐心にとらわれた人は、仕事の成功以外に意味を感じられない。仕事の成功を通して人より優越した立場に立とうとする。

だから仕事をしない時間がムダに感じられる。大自然のなかで風の音を聴くなどというのは、その人にとってはまったくムダな時間なのである。

カレン・ホルナイはこのようなタイプを「傲慢《ごうまん》な復讐的タイプ」と名づけている。このタイプは、あらゆる神経症者のなかで、もっとも「驚異的な働き手」であると書いている。

定年が途方もなく怖い

そういう人の頭の中には亡霊がいる。その亡霊を忘れようとして忘れられないから、最後には働きすぎて死んでしまう。

この「驚異的な働き手」は、心の底で自分に失望しているのだろう。

自分に対する絶望はなかなか意識に上りにくい。

表面的にも無気力になっていたり、自暴自棄になっているときには、自分に対する絶望感は外からもよく見える。しかし心の底で自分に絶望しているときには、必ずしもそれが自暴自棄となって表れるわけではない。

「驚異的な働き手」となって表れることもある。

なぜ他人に優越しなければならないのか？

それは自分に自信がないからである。

攻撃性が「驚異的な働き手」となって表れることもあれば、おかしな例では、カルト集団の会員が教祖を異常に支持するというかたちで表れることもある。直接解消できない自分の攻撃性を、教祖を担《かつ》ぎ上げることで解消しているのである。だれかに向ける反撃を信奉というかたちで解消している。

忘年会になると決まって裸で踊り出す人がいるが、これも同じようなものである。何か異常に見える行動の背後には、このような心理が働いているときがある。

もちろんだれであっても、そんなに自信があるわけではない。しかし、それほどまでして働いてでも他人に優越しなければならないのは、かなり深刻な憎しみがあるということである。

無意識にある自分に対する絶望感はかなり見えにくい。自分に対して絶望していても、人間の基本的な欲求は消えているわけではない。つまり社会的承認、安全、愛情、尊敬などへの基本的な欲求は厳然として残っている。

そのような基本的な欲求がありながらも、自分に対して絶望している。

そこで「驚異的な働き手」になっても不思議ではない。

表面的には「驚異的な働き手」でありながらも、心の中では自暴自棄になっている。何かを忘れたい。心の底の空洞を知っている。虚無感に苦しんでいる。

「驚異的な働き手」が会社を辞めるときはたいへんである。定年で現実の自分と向き合うことになるから、定年が途方もなく怖い。

自分でもわからないけれどなんか不満

だから「驚異的な働き手」にはモラルがない。

行動だけを見れば、よく働いているのだから社会的には望ましくても、心の中は荒れている。

他人に対する愛情や思いやりがない。だれも信じていない。他人の幸せを喜べない。

時間をかけてコツコツと積み上げていくような生き方ができない。

社会的に成功しても心の中には満足がない。

社会的には満たされているように外からは見えても、心の中は満たされていない。なんか不満なのである。何もかもがおもしろくない。

何をしても満たされない。心の底から満ち足りるということはない。

本人も何が不満かはわからない。しかし不満である。具体的にこれが不満であるというものがあるわけではない。

自分が何かを求めているということは、なんとなく感じている。そして、その求めているものが手に入っていないということも、うすうす感じている。

しかし、その求めているものが何であるかが自分でもわからない。

そして「驚異的な働き手」が社会的に失敗すると、心の底にある絶望感が表面化する。「驚異的な働き手」には信じる人がいない。絶対に消えない信念ももっていない。だから心の中も外も自暴自棄となる。

「驚異的な働き手」はハツカネズミのように走っている。激しく動いているようであるが、空回りしているだけである。動いているだけである。

社会的にうまくいっているときには、心の中の自暴自棄には本人もなかなか気がつかない。周囲の人からもいちおうは鄭重《ていちょう》にもてなされる。社会的にはまともに扱われるから。

したがって、どうしても自分が自分に絶望していることは意識しにくい。

とはいえ社会的に成功していても、なんか落ち着きがない人、なんか不愉快そうな人、なんかいつもイライラしている人、なんか態度が不自然な人、気難しい人、一人でいるときとみんなでいるときでは顔がまったく違う人などは、やはり無意識の領域で自分に絶望しているのだろう。

そういう人たちは、ほんとうは自分に絶望することなど何もない。愛情のない環境で育ちながら、よくぞここまで頑張って生きてきた。

過労やストレスで倒れる前に、そのことに気がつくことである。

第5章

うつ病にならないための第一歩

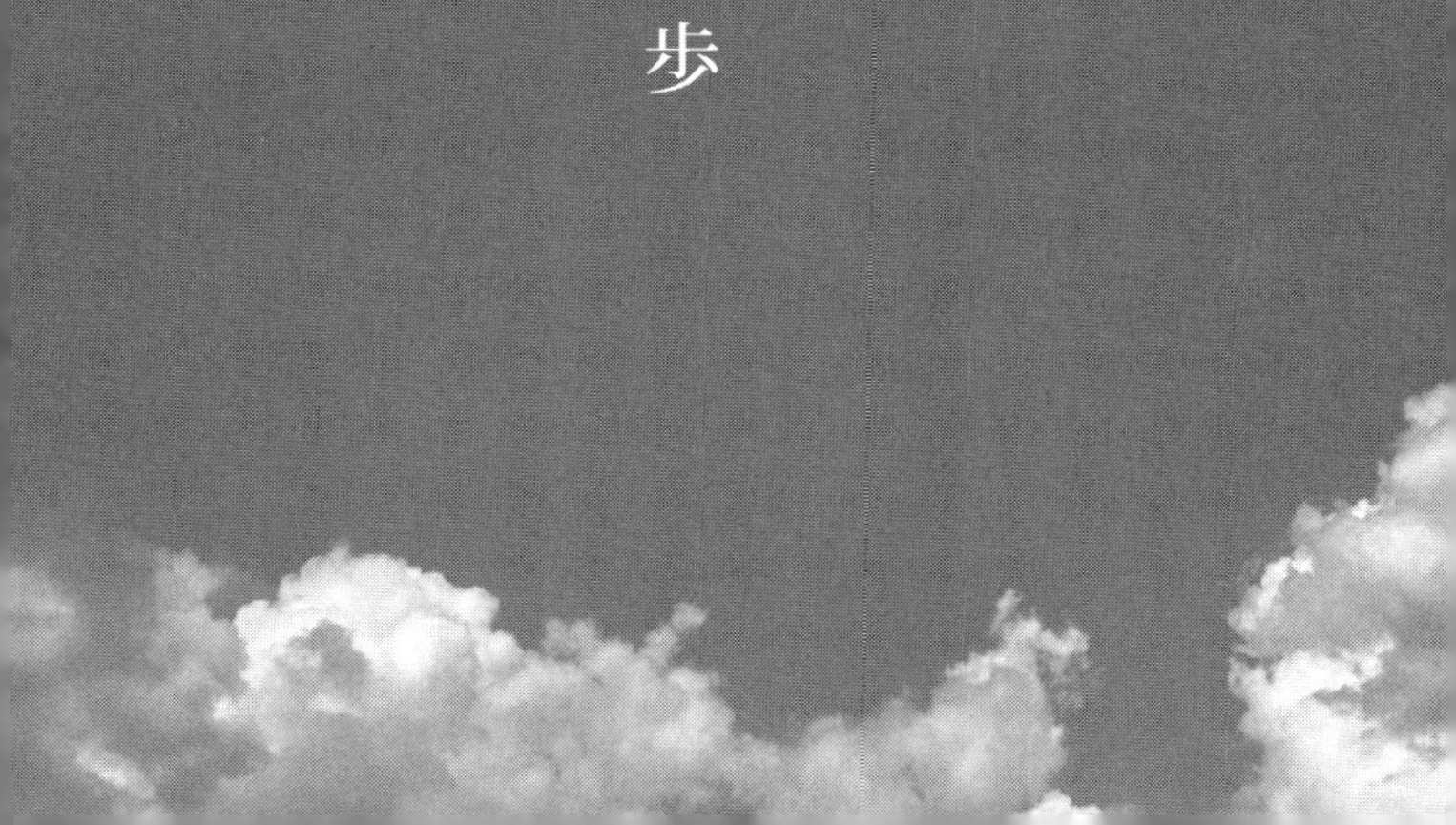

心が「散らばっている」毎日

仕事熱心で、疲れても休めない人たち。

何度もくりかえすように、執着性格の人は疲れているのに休めない。ボーッとしていることができない。ボーッと過ごす一日も大切なのであるが、それが執着性格の人にはできない。

彼らは遊ぶ能力を喪失した大人である。遊ぶことに罪悪感を覚える。遊ぶ能力は生きるエネルギーを生み出すのに。

遊ぶ能力のない執着性格の人は、仕事熱心でいわゆる模範社員であるが、慢性的にスランプである。

では、なぜ休養がとれないか？　なぜボーッとしていることができないのか？

それは不安だから。

ソウル・オリンピックで金メダルを期待されていたマラソン選手がいた。しかし期待どおりにはいかなかった。レース直前になっても練習しすぎたのである。「不安のあまり走らないではいられなかった」とその選手が言っていたのを思い出す。

レースへの不安でリラックスすることができない。気持ちに余力がないと、このように焦ってしまう。

執着性格の人が疲れても休養がとれないのは、いま書いた不安が原因であるが、その不安のさらに根底にあるのが憎しみの抑圧である。

仕事をすることで、心の底に横たわる憎しみを晴らそうとしているのである。

執着性格の人は、無意識の領域にたまった憎しみに支配されているのである。

仕事の成果はカレン・ホルナイの言う「復讐的勝利」である。執着性格の人は無意識に復讐したい。見返したい。

遊んでいたのでは復讐できない。休養していたのでは復讐できない。仕事の成果があがるわけがない。遊んでいたり休養していたのでは、成功して「ざまあ見ろ」とは言えない。

不安からの仕事熱心。不安だから、その不安から目を逸らすために仕事をしつづける。執着性格の人には気持ちの余力がない。だから、肉体的に疲れても休養がとれない。内面からたえず何かに追われている。憔悴感をもっている。

執着性格の人はエネルギーがない。エネルギッシュな人はリラックスできるが、逆にゆとりのない人はリラックスできない。

そして執着性格の人は目的がない。目的がわかっている人はリラックスできる。目的のない人は、あれもこれもと欲張って、焦る。どちらかを選べないのは、じつは目的が定まっていないからである。目的のない人はだらしがなくなる。そして、あれもこれもと落ち着かない。

リラックスできない人は、まずはリラックスできるだけのエネルギーを蓄えようとすることである。目的が定まらないから、あれもこれもと欲張りすぎてエネルギーが枯渇《こかつ》しているのだ。


自分の人生に、これをしたいという目的がない。執着性格の人は、その場その場をやり過ごすだけの生き方をしている。しかも、その場その場で自信がない。とにかく、ただ何かをしているというだけの生き方である。その心理状態を表現すれば「散らばっている」とでもいうべき状態である。

たとえば私が原稿を依頼されていたとする。しかし書ける自信がない。そんなときには、休む時間があっても、なかなか気が休まらないのではないだろうか。

仮に現在はなんとか書けていても、いつか自分は書けなくなるのではないかと内心怯えているとする。そうした不安のなかで書いていたら、私は内面から急《せ》かされていて、休養する時間があっても休めないだろう。

あるいは、いまこのとき、このごはんを食べなければ、あとはもう食べられないと思っているとする。明日は食べられないかもしれないと不安に思っている。当然、早く食べようと焦る。休む時間があっても休んでなんかいられない。

苦い薬を飲んでいるような休日

うつ病者は「いま」を生きられない。

「いまを生きる」とは、いまこの場で仕事の成果を求めるということではない。

いまを生きる、それは「いま」が目的になっているということ。決して「いま」が明日の手段になっていないということ。

そのためには、いまが快適になっている必要がある。いま生きることが快適になっている必要がある。

なぜ執着性格の人は疲れても休めないのか？

疲れていては、頑張って仕事をしても能率は上がらない。それは執着性格の人自身がもっともよくわかっている。休んだほうが、長期的には仕事のためにもいい。それがわかっていても休めない。仕事をしないほうがいいとわかっていても仕事をしていないと不安である。ちょうどアルコール依存症の人が、アルコールを飲まないほうが身体にいいとわかっていても飲まないではいられないのと同じである。

もう一度言う。

執着性格の人はなぜ休めないのか?

それは、いま生きていることが快適でないから。

たとえばおいしい食べ物があれば、食べられるだけで幸せである。ほかに何も求めなくていい。

では、まずい食べ物ならどうか? 苦い薬ならどうか?

おいしくなくても食べるのは、それが身体にいいからである。納豆を嫌いな人が納豆を食べるのは、納豆が身体にいいからである。

苦い薬を飲むのは、それが身体にいいからである。いま病んでいる箇所を治してくれるからである。

生きることが快適でなければ、せめて生きることが何かに役立っていなければ生きることがつらくなる。

いま生きていることが快適であれば、生きることが何かに役立っていなくてもいい。うつ病になるような人は、生きることそのことが快適ではない。だから、いまの心の問題を一気に解決してくれるものとして名声や権力を求める。そして、その解決に執着する。カレン・ホルナイの言う神経症的解決である。本質的な解決ではない。

執着性格の人は、いま心に問題を抱えている。生きることが快適ではない。生きることがつらい。

そのつらさを一気に忘れさせてくれるものが神経症的解決である。

執着性格者も神経症者も生きるのがつらい。心の問題を抱えている。それを解決しなければならない。

仕事はそのための作業である。心の問題を解決するためには仕事の業績をあげなければならない。業績をあげることは、いまのつらさを忘れさせてくれる。とにかく成果をあげなければならない。

だから価値達成タイプなのである。欲求達成タイプではない。躁うつ病者と価値達成タイプとの親和性が明らかに高いことは、先にも述べたとおりである。

生きることが快適な人は心に問題を抱えていない。

だから仕事も快適だし、疲れたら休む。休むことも快適だからである。休んでいるときは休んでいるときで快適である。

それが何の役に立たなくてもいい。成果は二の次である。休むことが快適なら、休養が明日の英気を養わなくてもいい。

苦い薬なら、病気の治療に役に立たなければ飲めやしない。飲む気にはならない。

生きることが快適でないということは、仕事も休養も快適ではないということである。執着性格の人にとって、休むことそのことは目的にはならない。だから休んでいても、それが明日の英気を養うものでなければ「休んでなどいられない」となってしまう。

休むことが明日の英気を養い、それが明日の仕事に役に立たなければ休む意味はない。

そしてその仕事の成果が、生きるつらさを忘れさせてくれるものでなければならない。

不眠症の原因は「寝ようとする強すぎる願望」

寝ることが快適ではない。だから寝ることが何かの役に立たなければならない。したがって、あまりにも寝ようと努めるので逆に眠れなくなる。

フランクルの言う「強すぎる願望」である。

眠れなくてもその時間が快適なら、寝ようとする努力が強くなりすぎることはない。眠れなくてもベッドの上で横になっていることが快適ならば、「寝ようとする強すぎる願望」は生まれない。

ベッドの上で横になっても快適でないから「この時間」が何かの役に立っていなければ気がすまないのである。

もしその時間に意味があるのなら、眠ろうとする焦りはない。その時間に意味があるのだから、リラックスしている。だから、むしろ眠れる。

「強すぎる願望」があるのは、生きることが快適ではないからである。心の問題があるからである。いまが不安だからである。何事も「すぎる」ことの原因は不安である。

その心の問題を解決する手段が限られている。それが神経症的解決である。

いま生きるつらさを忘れさせてくれるのに役立たないことはしていられない。それが執着性格の人の「疲れていても休めない」心理状態である。

いわゆるワーカホリックである。ワーカホリックは、何かを忘れるために仕事をしている。

人は、いまに満足しているから休める。だから執着性格の人は休めない。病《や》みあがりだったら働けるだけで嬉しいと思える。骨折していたら、みんなと協力できるだけで嬉しくなる。価値達成タイプに対しての欲求達成タイプである。

そういう気持ちの人は疲れたら素直に休める。

価値達成タイプの人は、とにかく仕事をしたら、その成果を欲してしまう。

少しくらい仕事がうまくいったからといって、執着性格の人の「疲れても休めない」という問題は解決できるものではない。基本的な心の葛藤を解決しないかぎり「休めない」性格は直らない。ワーカホリックも直らない。

疲れても休めない人、ワーカホリックの人は、自分がいまどのような心の葛藤を抱えているのかを、まずは考えてみることである。

歳をとってくると眠れなくなることの原因のひとつは、問題解決への希望を失うからではないだろうか。意識の上でそれがわかるというよりも、無意識の領域でそれがわかってくる。

心の葛藤を解決して、生きることそのものを快適にしなければ、疲れても休めない状態は続くだろう。

疲れても休めないというのは、基本的な問題である。

絶望感とプレッシャーが生み出した無気力

いまを生きていない人にとって、今日という日は明日の手段でしかない。価値達成タイプの人にとっては、結果を出さないものはすべてムダとなる。

彼らにとっての一日は、期待されている業績をあげなければならない時間である。一日一日、その日の業績をあげなければ焦ってしまう。それがイライラになる。

だから休めないのである。休んでいたのでは業績につながらないからである。

休んでいることが楽しければ、休んでいること自体に価値がある。しかし彼らにとって休んでいることは快適ではない。

心に葛藤がある以上、生きることはつねにつらい。休んでいてもつらい。そのつらさを忘れさせてくれるのが業績なのである。

心に葛藤がなければ、働いていても楽しい。もちろん休んでいても楽しい。何かを忘れるための業績など必要ない。

何事もなく過ぎた一日が満足をもたらす。歩いているだけで「今日もこうして一日健康に歩ける。幸せだな」と感じられる。業績があがらない一日でも満足感がある。

親の期待をかなえられなかったという絶望感。
逆に、親に何も期待されなかったという絶望感。
まわりに求められていないという絶望感。
だれからも十分な関心をもたれなかったという絶望感。
逆に、まわりの過大な期待からくるプレッシャー。
それらの絶望感やプレッシャーが無気力、無関心につながっていく。

小さいころから何か業績をあげなければ受け入れてもらえなかった。その体験が大人になっても尾を引いている。業績をあげなければ自分が自分を受け入れられなくなっていた。難しくいえば、他者の期待の内面化である。他人から期待されているうちに、その期待を自分のものにしてしまった。
長いこと他人の期待に応えることだけで生きてくると、いつの間にか自分の意志をなくしてしまう。

「どうしたら他人の期待に背かないか」ということだけを必死で考えているうちに、気がついてみたら、うつ病になっていた。

そしていまを生きられなくなっていた。

自分の意志が人生の足跡をつくる

執着性格者にないものは何か?

それは意志。

意志と目的が自我を形成する。

意志のない人は、どうしても不満になる。生きることがつらくなる。

「自分はこれをしよう」という意志ほど人生で大切なものはないだろう。

「パン屋になろう」「この人と結婚しよう」「散歩に行こう」「子どもをつくろう」「この会社に入ろう」「犬を飼おう」「大学に入ろう」……なんでもいい。

自分の意志で「これをしよう」と思うことがないと、どうしても不満になる。

なんとなく流されて大学に入ったとする。そうした場合には、大学で何かイヤなことがあれば大学生活が不満になる。

結婚も就職も同じである。自分の意志ではなく結婚すれば、やがて結婚生活が不満になる。どれほど経済的には恵まれていても不満になる。

自分の意志で就職するから、職場がどのようなところであっても元気でいられる。就職先を間違えても不満にはならない。自分の意志で就職しないかぎり、どのようなところに就職してもいずれは不満になる。

意志と満足とは切り離せない。

自分の意志で子どもをつくらないから、親は子どものやることなすことが不満になる。

自分の意志でするから、結果が期待に反していても受け入れられる。

仕事に失敗して絶望する人は、自分の意志でその仕事をしていない。

権威主義者の親に育てられることのもっとも恐ろしい点はここにある。

意志を奪われてしまうことである。

そして心の底で人生が不満になる。意志を奪われたら、社会的にどれほど成功しようと無意識の領域では生きることが不満になる。

執着性格の人は自分の意志を失っている。

意志を失うと経験がなくなる。自分の意志で何かをしてはじめて、それが経験になる。

他人に操られて何かをしても自分の経験にはならない。失敗しても成功しても、それが経験としてその人のなかに積み重なっていかない。

意志を失った人は、自分の人生をふりかえったら何も残っていない。雪原に自分の歩いた足跡がない。人生の軌跡がない。

ダラダラと過ごす時間の大切さ

「健康に大切なものは何か？」と聞かれたとする。

多くの人は栄養のバランスがとれた食事、休養、睡眠、適度な運動と答える。たぶんそのとおりだろう。

執着性格の人でも食事には気をつかう。栄養の偏《かたよ》りがないようにいろいろなものを食べる。

そして毎日の運動を心がける。睡眠時間もなるべく十分にとる。規則正しく生活をする。寝る時間も不規則にならないようにする。

過労に陥らないように息抜きも心がける。実際には過労になることはあっても、心がけとしては過労にならないように気をつける。

それでも、うつ病になる人はうつ病になる。

なぜだろうか？

執着性格の人に欠けていることがひとつある。

時間のなかには、睡眠でもなければ、運動をしているわけでもない、リラックスの時間でもなければ、食事の時間でもない、そういう時間がある。人間がよりよく生きていくためには、そういう時間が大切である。

なんだかわからないけれど、ダラダラと過ぎていく時間がある。「さあリラックスしよう」と意識的に過ごす時間ではない。運動もしていないし、仕事もしていない。

この分類できないダラダラとわけもなく過ぎていく時間が案外と大切なのである。

執着性格の人は「寝る」となったら、意地でも寝なければ気がすまない。執着性格の人はただそこにいるという時間がもてない。

それは自然な時間とでも言うべきものだろうか。

仕事もしていないし、勉強もしていないし、健康に寄与《きよ》することもしていない。合理的ではない時間である。

この自然な時間をうつ病になるような人は「ムダな時間」と考えるが、これこそが仕事や運動、あるいは休養の土台となる時間なのである。

ムダというよりも、これが生きることの基礎になっている。うつ病になるような人は、この基礎がないから生きることに焦るのだろう。

スケジュールがビッシリと詰まっているのが何かすごいことのように感じているが、決してそんなことはない。ムダのない一日が効率的なように思っているが、それが落とし穴になっている。

そもそも「働かないことはよくないことだ」となったのは、それほど歴史的に古いわけではない。ダラダラと過ごす自然な時間は、もっと根源的な時間かもしれないのである。

考え方を変えれば眠れるようになる

執着性格の人は、つねに何かの役に立つことをしていなければ気持ちが落ち着かない。

うつ病になるような人は、小さいころから周囲の人にとって都合のいい人になることを求められてきたのだろう。だから、つねに「役に立つ」ことをしていないと落ち着かないのである。

まったく成果のあがらなかった一日、それは怠け者が反省しなければならない日であって、うつ病になるような人が反省しなければならない一日ではない。

うつ病になるような人にとっては、むしろそのような「何も成果があがらなかった一日」こそ必要なのである。彼らにはそういう日が小さいころからなかった。

いつも馬車馬《ばしゃうま》のように働いて生きてきた。周囲の人に認められるために。しかし周囲の人は認めなかった。周囲の人にとっては、彼が「もっと働くこと」が都合がいいからである。

うつ病になるような人は、だから成果のあがらない一日を過ごすと気持ちが焦る。なんで「こんなに焦るのか?」と自分に問いかけてみることである。

いろいろと頭の中で自分なりに理屈をつけようとするかもしれない。しかしそこに、小さいころからほんとうはだれにも認めてもらえなかった自分を見いだすはずである。

自分そのものを認めてもらうことがなかった。

報酬として認められたことはあった。しかしそれは、ほんとうに認められるということではない。その人にとって何か役に立ったから、その人に認められただけである。

親の虚栄心を満たすことで認められたのかもしれない。お金を稼ぐから都合がいいので認められたのかもしれない。

うつ病になるような人は、成果があがらないままに時が過ぎていくことに焦りを感じる。

仕事をしようにも、そのエネルギーがない。疲れている。それなら休めばいいものを、休むことができない。そこでムダな時間が過ぎていくように感じて、また焦る。

じつは休むのにもエネルギーがいる。いまは、そのエネルギーさえないのである。ボーッとしている自然な時間とは、いずれきっちりと休めるようになるためのエネルギー補給の時間でもある。そうした時間を経てはじめて休めるような心身になる。

いまは休むにはあまりにも疲れているのである。

勉強しようとするが、勉強するエネルギーがない。そこで寝ようとする。しかし横になっても眠れない。焦ってくる。しかし寝るにもエネルギーがいる。そのエネルギーがいまはないのである。長年にわたって頑張ってきて、いまは心身ともに疲労困憊しているのである。眠れるようになるために、いまはダラダラしているのだと思えばいい。

「生きる」という視点から見れば、その時間は仕事で成果があがっていると思っている時間よりも重要かもしれない。

先に「執着性格の人はなぜ休めないのか？　それは生きていることが快適でないから」と書いたが、うつ病になるような人にとっては、ここで述べている自然な時間が快適には思えないのだ。

果たせなかった夢を親に託された子ども

精神科医エリック・バーンが提唱した心理学理論である交流分析で「破壊的メッセージ」と言われているものがある。

そのなかのひとつに「子どもであるな」(Don't be a child.) がある。

子どもは人格をなくして親に都合のいい生活を始める。親は子どもを生活道具として使う。親にとっては生活しやすい。ボロ雑巾《ぞうきん》みたいなものである。

人格が抹殺《まっさつ》されれば、都合よく扱われても異議を申し立てることは認められない。

このメッセージは、もうひとつの破壊的メッセージである「成長するな」(Don't grow.) とまったく逆である。

しかし、だからといって「成長するな」というメッセージを受け取った人が、「子どもであるな」というメッセージを受け取っていないわけではない。

親は子どもに矛盾した期待をかける。いつまでも子どものまま自分の支配の対象でいることをあるときには期待し、別のときには早く成長して弟の世話をしたり、成功して家の名声を高めることを期待する。

そのときそのときで、自分の気持ちに都合のよい存在になることを子どもに求める。自分が果たせなかった夢を子どもに託《たく》す親が、よくこのようなメッセージを送る。親も社会的に成功したかったが、挫折してしまった。しかし、その挫折を受け入れることができない。

そんなとき親は子どもに期待をかける。子どもが成功することで、自分の無念を晴らそうとする。かつて競争して負けた相手の子どもより自分の子どもが成功することで、恨みの気持ちを晴らそうとする。

子どもと一体化し、子どもの成功を自分の成功と感じ、いままで体験してきた社会的な屈辱感を晴らそうとする。すると、子どもは親を喜ばそうとして一番になろうとする。成功して親に認めてもらおうとする。

親は決して子どもをあるがままに認めているわけではない。あくまでも子どもは社会的な競争に勝ち抜いているかぎりにおいて認められ、受け入れられ、愛されるのである。

だから子どもも優秀に勝ち抜いているからといって、ありのままの自分に自信をもっているわけではない。もし自分が次々に成功を収めなければ自分は受け入れてもらえない、そう感じている。

みずからの力でみずからの野心を遂げることができず、しかも、そのことを自分のなかで処理することもできず、子どもを巻き込んで自分の挫折を処理しようとする親。

そのメッセージが破壊的なのである。

おそらく不登校に始まって、大学生のスチューデント・アパシーからビジネスパーソンのうつ病にいたるまで、親のこのメッセージによって引き起こされたものは多いだろう。

心理学者ムリエル・ジェイムズの文を引いておこう。

「子どもであるな」というメッセージは、子どもにあまりにも多くを望む親によって与えられる（"Don't be a child" may also be given by parents who are overly ambitious for their children.）。

親の期待が強迫に変わるとき

子どもに非現実的なほど高い期待をかける親は、じつは子どもが嫌いであると私は思っている。

子どもによって生きようとしている親は、自分の心の葛藤を自分で解決できないから、

「おまえは犠牲になってくれ」と子どもに言っているのと同じなのである。

もっとたまらないのは、一方では「子どもであるな」と要求し、他方で「成長するな」と要求する親である。

残念ながら「子どもであるな」と要求する親はよく「成長するな」とも要求する。

「成長するな」と要求する親は支配的で所有欲の強い親である。

支配的で所有欲の強い親が社会的に挫折したらどうなるか？

自分の挫折を自分で解決できないから、子どもを通して解決しようとする。そこでこの二つの矛盾したメッセージを送りつづけて子どもの心を破壊する。

これが、執着性格の人が他人と打ち解けることができないことのひとつの大きな原因になっているにちがいない。

さらにここで重要なのは、このメッセージのなかに、「仕事をすること、勉強をすることは遊ぶことより大切なことだ」というメッセージが隠れていることである。

執着性格の人は「仕事をすること、勉強をすることは遊ぶことより大切なことだ」というメッセージを受け取って成長してきた。

親の期待に応えるために勉強し、大学を卒業し、就職して、ついには仕事依存症になる。

どうしても遊びを楽しめない、疲れても休養がとれない、どんなに疲れていても仕事をしているほうがまだ気持ちは楽。

そんな人は、やはりこのメッセージにしたがって、あまりにも長く生きてきてしまったのである。強迫的に仕事をしている人は、小さいころ自分はどのようにしてこのメッセージに毒されていったかを深く反省してみることである。

交流分析では「子どもであるな」という言葉でこのメッセージを表現しているが、このままの言葉で与えられたとはかぎらない。「仕事のほうが遊びよりも大切」とハッキリと言われたわけではない。

それだけに、どのようにして自分がこのメッセージを深く心に刻みつけられたのかをふりかえる必要があるのである。

たとえば「いまアイツらは遊んでいるけど、そのうちきっと負けるよ」などと子どもに言い聞かせる親もいるだろう。

レストランで酒を飲んでいる若者を見ては「バカな連中だねー、あんなふうにして酒ばかり飲んで。酒飲みっていうのはお金が入るとすぐに飲んじゃうから、歳をとっても自分の家すら建てられないよね」などと子どもに言う。

子どもはそのように言われると、仲間が集まって楽しく酒を飲むことより、自分の家をもつことのほうが大切だと思うはずだ。

そしてそのように行動していくことで、ますますそのような感じ方を強めていく。やがては疲れても休養をとれないほど仕事に強迫的になり、消耗し、挫折する。

「遊びたい」という欲求がないのは、小さいころから「これをしてから、そのあとで遊ぼう」という姿勢であったことも原因のひとつだろう。

小さいころから一本道を歩いてきた。選択肢がないなかで生きてきた。

「遊びたい」という欲求がない、それは生きるエネルギーがないということである。

親はそういう子どもに「テレビばっかり見て」と叱るが、決して子どもはテレビを楽しんでいない。おもしろくない。何かのイライラを収めているだけ。

本気で遊べない人は、忘れなければ生きていけない負い目を長いこと覚えている。

心から楽しいことがあれば、「あのことはもういい」と過去を忘れられる。

「これをしてから遊ぼう」という生き方。働くことが「これ」である。永遠に遊べない。楽しいという体験がない。だから自分の適性もわからない。

他人と張り合うのをやめよう

遊ぶ能力を喪失した大人は、遊ぶことに罪悪感を覚える。

しかし遊ぶ能力は生きるエネルギー。

「遊ぶ」というより「やすらぎ」といったほうが適切だろう。執着性格の人には、やすらぐ能力がない。

横になるからやすらぐと考える人がいる。しかしつねに他人を意識していれば、横になってもやすらがない。

家族とレジャーに行ってもやすらがない。

好きな人となら、なんにも気にしないでいられる。何をしていてもやすらいでいられる。

うつ病になるような人には、じつは家がないのである。

執着性格者について書かれている本には、執着性格の人は疲れても休めないと書いてある。

そこで本書でも、そのように書いてきた。しかしそれは、彼らの外見的な行動の解説である。

心を解説すれば、執着性格者は休めないというよりも、やすらげないと説明したほうが正しいだろう。

映画を観に行ってもやすらげない。

全力投球でアルバイトをして、好きな映画を観て「楽しかったなー」と思って心がやすらぐ。

「また頑張って働くぞ！」

それがやすらぎ。

やすらぎの前には全力投球がなければならない。「あの人を追い越す」ではダメ。

全力投球で「あー、一週間が終わったー」でやすらぐ。

シャワーを浴びてやすらぐ。

やすらぎの条件、それは人と競わないこと。見返そうとしてはダメ。劣等感からの努力はやすらぎにはいたらない。

他人と張り合う人にはやすらぎがない。

隣の人より量を多くこなそうとすると、心を休ませることはできない。

メランコリー親和型や執着性格の人などうつ病になりやすい人は、心が休ませてくれと言っている。

だからリラックスしていればよい。
堂々と休んでよい。
ボーッとしていればいい。
いま、あなたは次に進む準備をしている。

おわりに

うつ病になるような人は現実の自分に気がついていないことが多い。自分の性格、自分の人間環境などなど。

なかでも自分の人生の出発点に気がついていないし、それを受け入れていないことが多い。

自分の人生の出発点は不幸の土壌の上にあった。それに気がつかないで、ただ頑張った。

本文中で何度も説明したように、執着性格の人は基本的な欲求が満たされていない。

満たされている人の人生とくらべてはならない。満たされないのにここまで生きてきたということは、ものすごいことなのである。

反省すべきは、自分が育った土壌を、心理的に健康な人が育った土壌と同じに考えて、低い自己評価をしていることである。

だから努力が実を結ばない。

執着性格者は、心の成長を促す食べ物がないのに生き延びてきた人なのである。ものすごい人なのである。

それなのに、健康的なよい食べ物を十分に与えられて生きてきた人と自分をくらべて自信を失っている。

頑張っても人格は形成されない。人間はただがむしゃらに努力するだけでは情緒的に成熟することはできない。

意識的な努力と情熱だけでは自然の法則には勝てない。

人格は段階を追って成熟する。それはすでに二十世紀のうちに認められていることである。

本書はうつ病になりやすい「仕事熱心な人」が、どこで生き方を間違ったかを考えた。

うつ病になるような人は、仕事熱心なのになぜ周囲の人から慕《した》われないのか。

その場にふさわしい仕事熱心な人は好かれる。

うつ病になるような人は、「私はこんなに立派よ」というように、自分のたいへんさを周囲の人に見せつけることに関心がいっている。だから相手を見ていないし、相手が見えていない。

そこで相手とコミュニケーションできない。

相手とコミュニケーションできて仕事熱心な人は、相手から好かれる。

うつ病になる仕事熱心な人は、敵から自分を守ろうとしている。しかし、その防衛がうまくいかない。

うつ病は「人生において何がいちばん大切か?」ということを教えてくれる。

つまり、うつ病は「人は何が満たされないと生きている幸せを感じられないのか」という問題提起でもある。

結局、財産も権力も名声も、生きるのがほんとうに苦しいときに、その人を救ってはくれない。うつ病はそのことを私たちに教えている。

うつ病になるような人は、生きるのがほんとうに苦しいときに、何の役にも立たないものを手に入れるために、どれほどのエネルギーを使ったことか。

生きるのがほんとうに苦しいときに学歴が何かの役に立つだろうか?

「はじめに」で「なぜ彼らは頑張っても、頑張っても、自分の人生がうまくいかないのか?」と書いた。

それは、うつ病になりやすい人の努力が自分を裏切る努力だからである。

自分を裏切る努力をする人のまわりには、人を裏切るような人が集まる。

質《たち》の悪い人は仕事熱心で努力する人を利用する。

結局、人間の幸せは、質のいい人たちに囲まれて生きることである。

うつ病になるような人は、人を傷つけて、人を利用する人に囲まれて生きていることが多い。つまり質の悪い人に囲まれていることが多い。

質の悪い人は、相手を利用して自分をよく見せることに気をつかう。

逆に自分ではなく相手をよく見せることに気をつかうような人に囲まれれば、だれでも幸せになれるし、うつ病になりやすい性格も変わってくるだろう。

質のいい人に囲まれると、努力が実る。しかし質の悪い人に囲まれていると、努力しても努力しても、幸せにはなれない。

だいたい運の悪い人は質の悪い人に囲まれていることが多い。

執着性格の人やメランコリー親和型の人などうつ病になりやすい人は、「他人と打ち解けない」という人間関係の特徴がある。

人とうまくコミュニケーションできないという人間関係の特徴は、今回の本ではそれほど説明しなかった。主として、仕事熱心で疲れても休めないという仕事面での特徴にしぼって書いてみた。

「ではどうするか？」という問題解決への考え方は、本文中でそのつどふれてきたが、解決方法としてまとめては書いていない。

「うつ病性格の人をとりまく人間関係と解決方法」は次の著作のテーマである。本書では、彼らが「どこで生き方を間違ったか」がおもなテーマであって、「どう直せばよいか」は別の著作で考えてみたい。

この本も、すでに刊行されている『言いたいことが言えない人』『だれにでも「いい顔」をしてしまう人』の二冊に続いて、ＰＨＰ研究所新書出版部の林知輝さんにお世話になった。紙面を借りて、よいアドヴァイスに感謝を申し上げたい。

二〇〇八年九月

加藤諦三

PHP新書
PHP INTERFACE
http://www.php.co.jp/

加藤諦三［かとう・たいぞう］

1938年東京生まれ。東京大学教養学部教養学科卒業、同大学院社会学研究科修士課程修了。73年以来、たびたびハーヴァード大学准研究員を務め、現在、早稲田大学名誉教授。またハーヴァード大学ライシャワー研究所准研究員、日本精神衛生学会理事、ラジオ「テレフォン人生相談」(ニッポン放送系)パーソナリティーとしても活躍する。

おもな著書に『アメリカインディアンの教え』(扶桑社文庫)、『自分を嫌うな』『自信』(以上、三笠書房・知的生きかた文庫)、『心の休ませ方』『不安のしずめ方』『やさしい人』『自分に気づく心理学(愛蔵版)』(以上、PHP研究所)、『「思いやり」の心理』『「やさしさ」と「冷たさ」の心理』『行動してみることで人生は開ける』『自分のうけいれ方』(以上、PHP文庫)、『言いたいことが言えない人』『だれにでも「いい顔」をしてしまう人』(以上、PHP新書)など多数ある。

「うつ」になりやすい人 (PHP新書550)

二〇〇八年十月二十九日 第一版第一刷
二〇〇八年十一月二十一日 第一版第二刷

著者――加藤諦三
発行者――江口克彦
発行所――PHP研究所
東京本部――〒102-8331 千代田区三番町3-10
新書出版部 ☎03-3239-6298(編集)
普及一部 ☎03-3239-6233(販売)
京都本部――〒601-8411 京都市南区西九条北ノ内町11
組版――有限会社エヴリ・シンク
装幀者――芦澤泰偉+児崎雅淑
印刷所
製本所――図書印刷株式会社

ISBN978-4-569-70430-2

ＰＨＰ新書刊行にあたって

「繁栄を通じて平和と幸福を」(PEACE and HAPPINESS through PROSPERITY)の願いのもと、ＰＨＰ研究所が創設されて今年で五十周年を迎えます。その歩みは、日本人が先の戦争を乗り越え、並々ならぬ努力を続けて、今日の繁栄を築き上げてきた軌跡に重なります。

しかし、平和で豊かな生活を手にした現在、多くの日本人は、自分が何のために生きているのか、どのように生きていきたいのかを、見失いつつあるように思われます。そして、その間にも、日本国内や世界のみならず地球規模での大きな変化が日々生起し、解決すべき問題となって私たちのもとに押し寄せてきます。

このような時代に人生の確かな価値を見出し、生きる喜びに満ちあふれた社会を実現するために、いま何が求められているのでしょうか。それは、先達が培ってきた知恵を紡ぎ直すこと、その上で自分たち一人一人がおかれた現実と進むべき未来について丹念に考えていくこと以外にはありません。

その営みは、単なる知識に終わらない深い思索へ、そしてよく生きるための哲学への旅でもあります。弊所が創設五十周年を迎えましたのを機に、ＰＨＰ新書を創刊し、この新たな旅を読者と共に歩んでいきたいと思っています。多くの読者の共感と支援を心よりお願いいたします。

一九九六年十月

ＰＨＰ研究所